# 何でも調べればわかる今、レジデントノートがめざすもの

創刊22年目となったレジデントノート。
皆さまの声を聞きながら、
「研修医が現場で困っていること」や「意外と教わらないこと」、
「研修中に必ず身につけたいこと」を取り上げます。

そして、研修医に必要なことをしっかり押さえた、
具体的でわかりやすい解説を大切にします。

救急外来や病棟はもちろん、新しい科をローテートするとき、
あるテーマについて一通り勉強したいときも
ぜひ本誌をご活用ください。

私たちはこれからも読者の皆さまと
ともに歩んでいきます。

レジデントノート
contents
2020 Vol.22-No.1 4

特集

# 救急ドリル

## 症例ベースの問題集で身につける、救急外来での思考回路と動き方

編集／坂本　壮（総合病院国保旭中央病院 救急救命科）

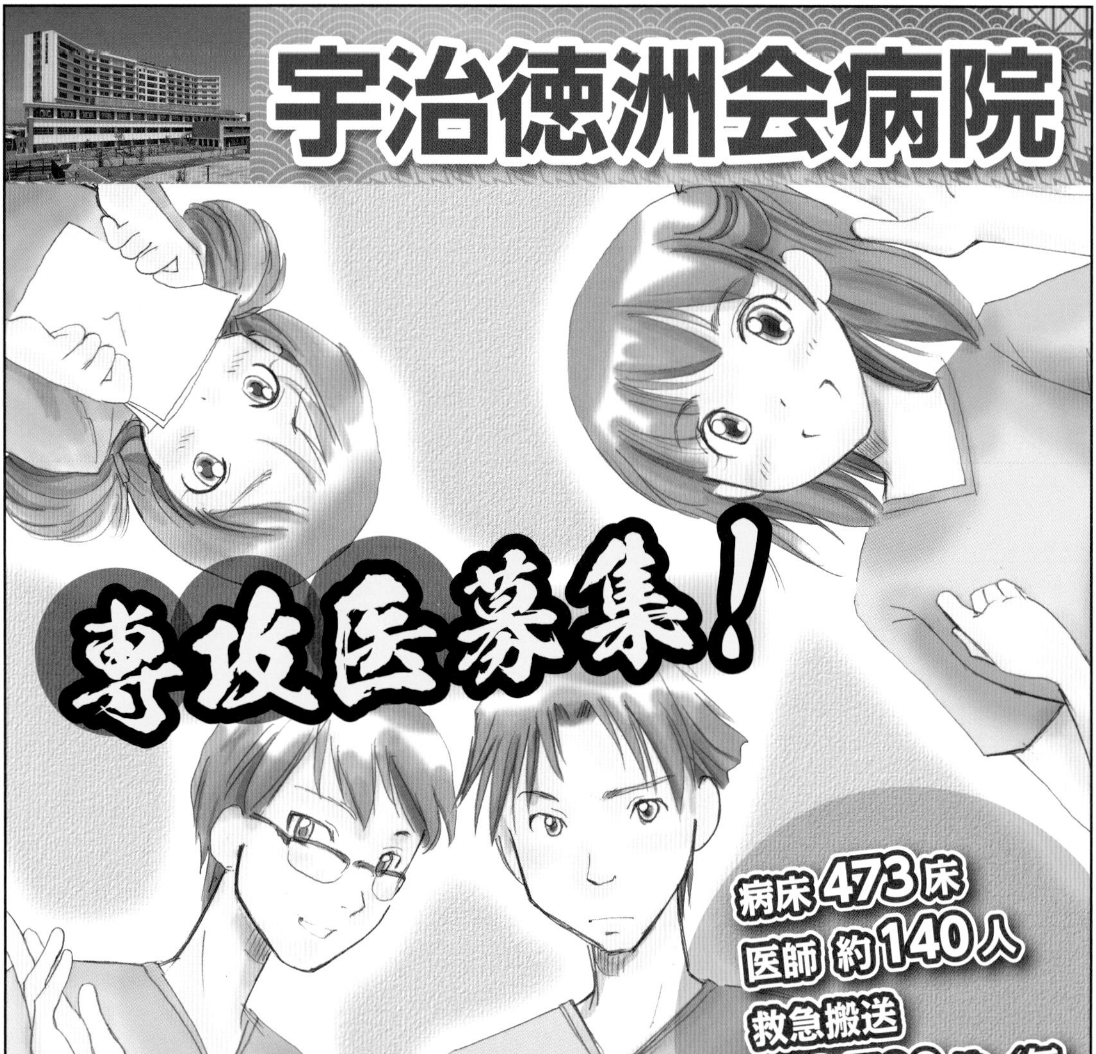

宇治徳洲会病院
専攻医募集！
病床473床
医師 約140人
救急搬送
約8,700件／年
宇治徳洲会病院2020年度 専攻医プログラム
基本領域 基幹施設
内科
外科
救急科
麻酔科
小児科
総合診療科
医療法人 徳洲会
宇治徳洲会病院
Uji-TOKUSHUKAI MEDICAL CENTER
〒611-0041 京都府宇治市槇島町石橋145番
http://www.ujitoku.or.jp/
0774-20-1111
t.miyawaki@ujitoku.or.jp
医師事務担当 宮脇
随時見学受付中です！
見学の方は
交通費往復支給!!

# 連載

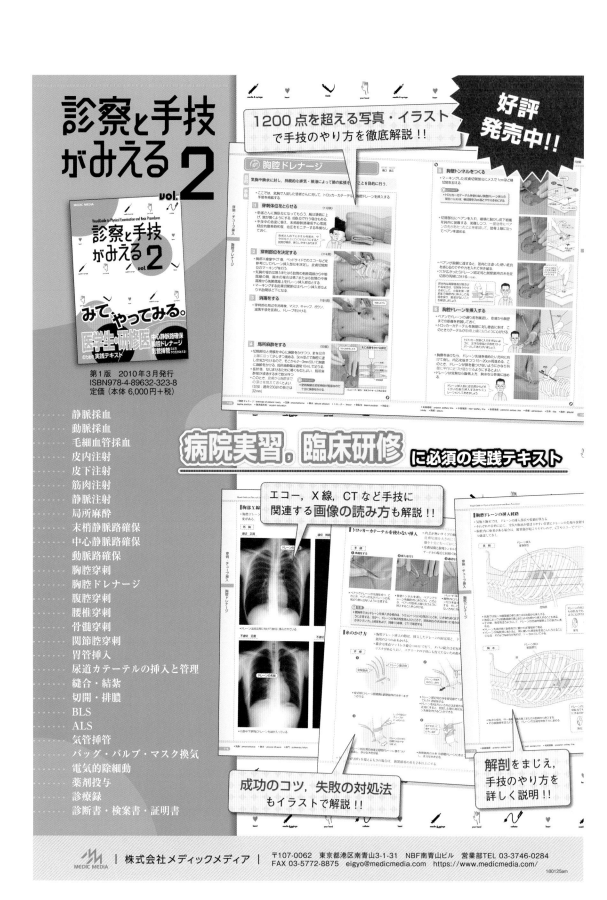

Case 1

［救急画像編］

WEBで読める！

# 心窩部および右下腹部痛で受診した20歳代の妊婦

（出題・解説）山内哲司

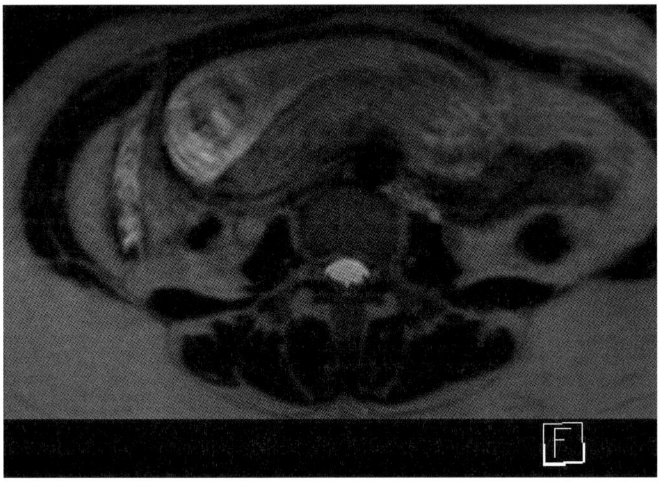


図1　T2強調像　軸位断像

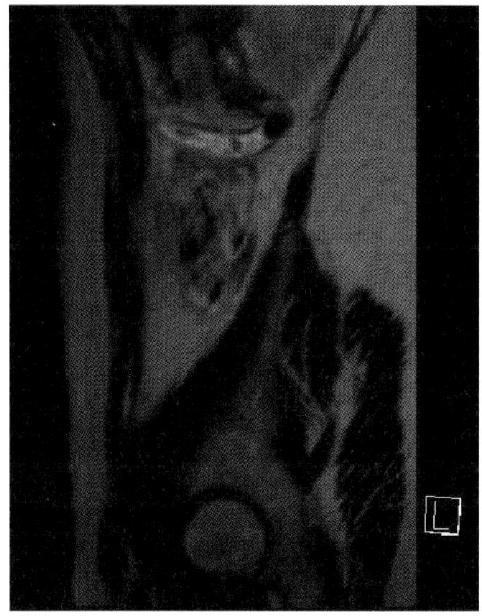


図2　T2強調像　矢状断像

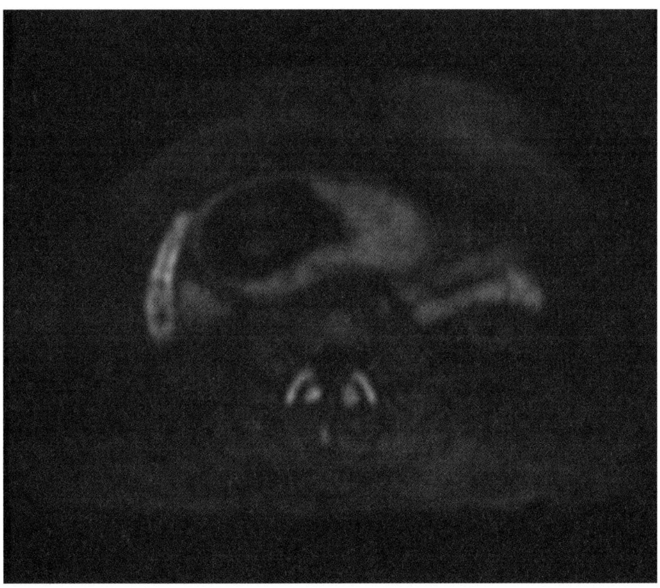

図3　拡散強調像（b=1,000）軸位断像（図1と同じレベル）

**病歴**

**症例**：20歳代女性，妊娠19週．心窩部に鈍い痛み，徐々に右下腹部に痛みが移動．

**既往歴**：特になし．

**身体所見**：右下腹部に圧痛，反跳痛．

**血液検査**：炎症反応軽度高値．それ以外には大きな異常なし．

**問題**

**Q1：MRI画像（図1〜3）の所見は？**

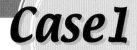

Satoshi Yamauchi
（奈良県立医科大学 放射線科・総合画像診断センター）

web上にて本症例の全スライスが閲覧可能です．

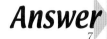

Answer

**ある1年目の研修医の診断**

まさに虫垂炎を疑う病歴ですが，CTしか見たことなくて．虫垂はどこに映っているんでしょうか．

**解答**

## 急性虫垂炎

**A1**：腫大した虫垂（図1～3▶）が認められ，根部には糞石と思われる無信号域（図2→）が認められる．肥厚した壁は拡散強調像で高信号を示す．

**解説** 今年度初回は急性腹症の定番中の定番，急性虫垂炎を取り上げた．非常にありふれた疾患で，国家試験にも頻出，おそらく読者にも発症したことがある人もいるだろう（私も中学生のときに経験した）．

さまざまな教科書において，急性虫垂炎の画像診断は超音波やCTが基本となっているはずである．CTでは虫垂の腫大，周囲の脂肪織混濁，糞石の存在などが確認できる．ただCTは被曝があるため，特に本例のように妊婦の場合や若年者の際にはCTを回避し，MRIを撮影することも考慮すべきである．

妊婦の場合，大きくなった子宮によって虫垂が移動し，有名なMcBurney点の痛みとして認められない場合がある．本症例でも少し頭側に移動している．MRIでは冠状断で広く撮影し，まず上行結腸や盲腸の位置を同定する．その後，T2強調像，T1強調像，脂肪抑制T2強調像の軸位断像を中心に撮影し，腫大虫垂が同定できれば矢状断像や拡散強調像を追加する．虫垂炎の際の腫大虫垂内腔にはガス像（MRIでは無信号となる）は認められず，おおよそT2強調像高信号を示す液体で満たされている．これは膿汁であり，壁を含めて拡散強調像では高信号を示し，診断の手がかりになる．CTで高濃度として認められる糞石は，MRIでは無信号として認められることが多い．

諸外国と異なり，本邦では臨床研修病院では時間外などでもMRIが撮影できる施設が増えてきている．単純MRIでの感度・特異度は単純CTを上回るという報告も相次いでおり，今後はMRIが推奨されるようになる可能性もありうるため，今回は単純MRIでの提示とした．初期研修医1年目の先生方には難しいかもしれないが，これからの2年間でぜひ習得してほしい．

なお誌面の関係で虫垂の描出がきれいなスライスのみの提示になっている．実際の現場では「虫垂の同定」が最も難しい．ぜひ羊土社HPにアクセスして連続画像から勉強していただきたい．

（編集部注：前ページ右上の二次元コードからもアクセスできます）

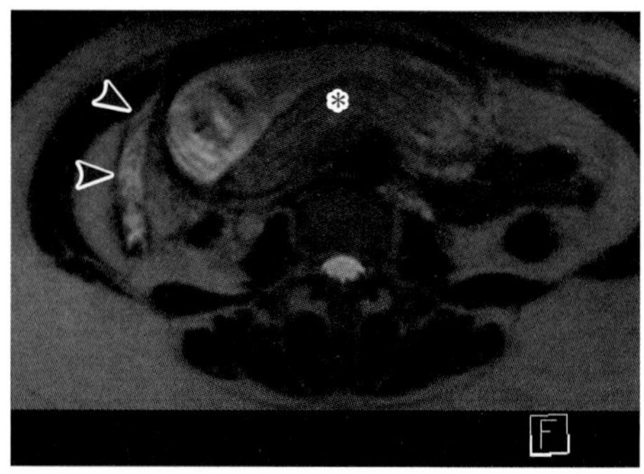

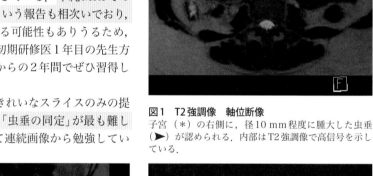

**図1　T2強調像　軸位断像**
子宮（＊）の右側に，径10 mm程度に腫大した虫垂（▶）が認められる．内部はT2強調像で高信号を示している．

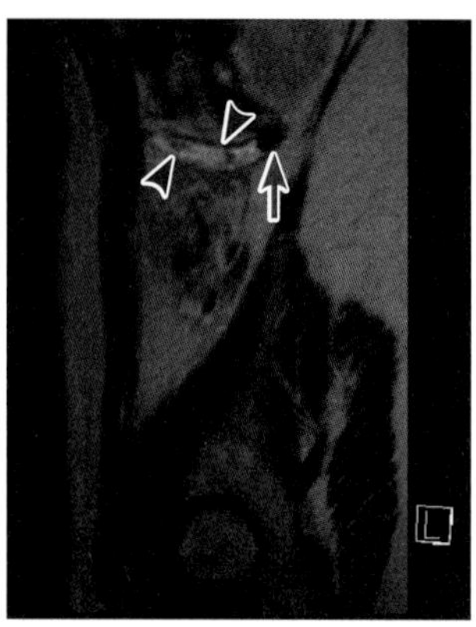


**図2　T2強調像　矢状断像**
図1同様に，矢状断像でも腫大した虫垂（▶）が認められ，その根部に糞石と思われる無信号域がみられる（→）．

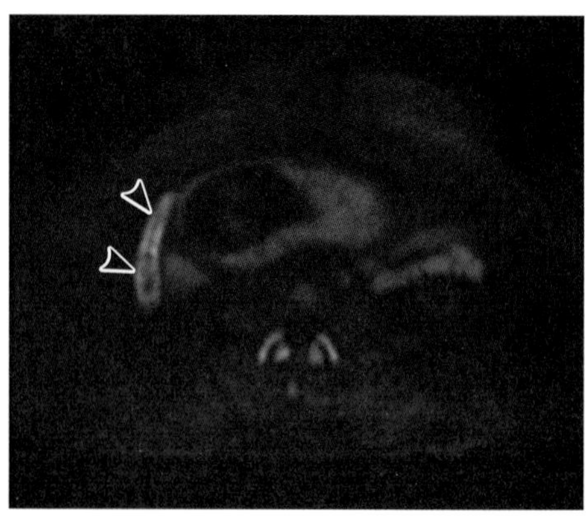

**図3　拡散強調像（b＝1,000）軸位断像（図1と同じレベル）**
拡散強調像では腫大した虫垂（▶）の壁が高信号（拡散異常）を示している．

本コーナーのオンライン版では画像を拡大してご覧いただけます：www.yodosha.co.jp/rnote/gazou_qa/index.html

# Case2

［胸部編］

WEBで読める!

## 咳嗽，血痰を主訴に受診した20歳代男性

（出題・解説）川述剛士，山口哲生

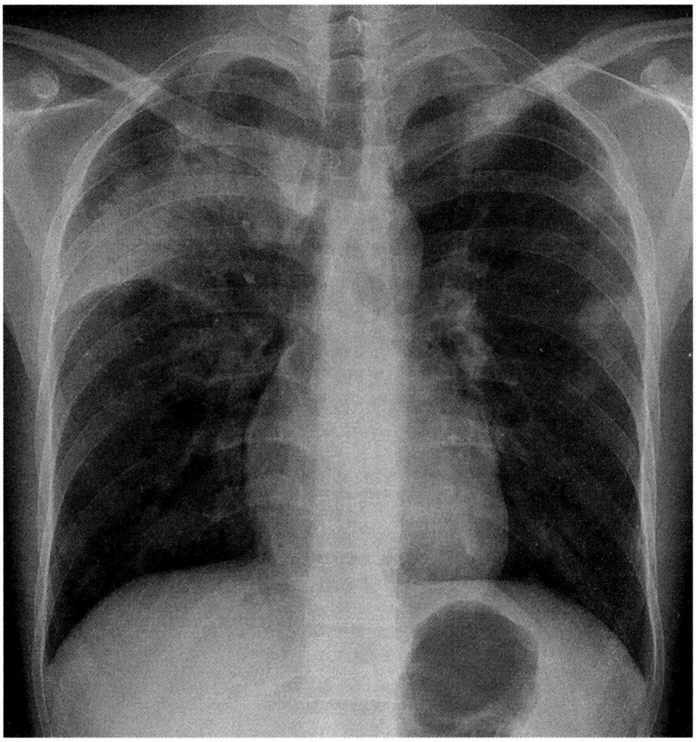

図1　来院時の胸部単純X線写真

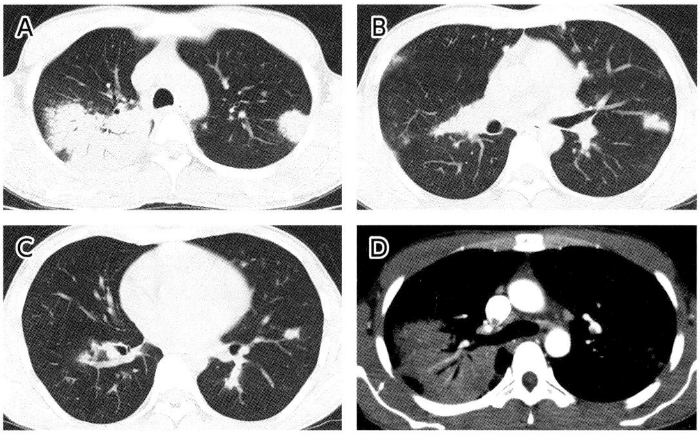



図2　来院時の胸部CT写真
A～C）単純CT（頭側～尾側に並んでいる），D）造影CT.

**病歴**

**症　例**：20歳代男性

**既往歴**：特記事項なし.

**生活歴**：喫煙なし，機会飲酒.

**家族歴**：特記事項なし.

**常用薬**：なし.

**現病歴**：約2カ月前より軽度の乾性咳嗽が出現し，約1カ月前より左耳痛も自覚した. 10日前から咳嗽が悪化し血痰も認めるようになったため近医受診，胸部異常陰影を指摘され当院紹介受診となった.

**身体所見**：意識清明，体温39.5℃，脈拍90回/分・整，血圧115/74 mmHg，呼吸数18回/分，$SpO_2$ 97 %（室内気）. 皮疹なし，鼻出血あり，左耳痛・難聴あり，肺雑音，心雑音なし.

**血液検査**：WBC 10,000 /μL（Neut 86.7 %），Hb 11.6 g/dL，Plt 45.3万 /μL，TP 7.1 g/dL，Alb 2.8 g/dL，BUN 11.7 mg/dL，Cr 0.80 mg/dL，AST 42 IU/L，ALT 75 IU/L，LDH 189 IU/L，CRP 12.8 mg/dL，KL-6 215.8 U/mL，Fib 609 mg/dL，D-dimer 15.5 μg/mL.

**尿定性**：尿潜血（2＋），尿沈渣；赤血球10～19/HPF.

**問題**

**Q1：胸部X線写真（図1）の所見と鑑別診断は？**

**Q2：胸部CT写真（図2）の所見と，それを踏まえての鑑別診断は？**

**Q3：診断のために行う検査は？**

Takeshi Kawanobe[1]，Tetsuo Yamaguchi[2]（1 JR東京総合病院 呼吸器内科，2 新宿つるかめクリニック）

Answer

## 解答

### 多発血管炎性肉芽腫症

A1：胸部X線写真では，右上肺野（小葉間裂上なので右上葉）にair bronchogramを伴う浸潤影（図1→），右肺門部，左上中肺野胸膜側に結節影（図1→）を認める．第一に細菌性肺炎は鑑別にあげる必要がある．

A2：胸部CTで，肺炎では説明のつかない多発結節影を認める．鼻出血，耳痛，尿潜血陽性の臨床情報と合わせて考えると，多発血管炎性肉芽腫症が鑑別にあがる．

A3：血清ANCAの測定と気管支鏡検査を行い，可能な全身状態であれば外科的肺生検を検討する．

## 解説

まず胸部X線を見た段階では，肺炎は十分に考えられる．しかし胸部CTを撮影すると通常の細菌性・非定型肺炎では説明のつかない多発結節影を認める．敗血症性肺塞栓症（septic emboli）も重要な鑑別診断であるが，それだと右上葉の浸潤影が説明できない．上気道出血からはじまる典型的な臨床経過と，後述する画像所見の特徴から多発血管炎性肉芽腫症（granulomatosis with polyangiitis：GPA，旧称Wegener肉芽腫症）を疑うべき一例である．第2病日に気管支鏡検査（気道内の出血所見），第3病日に外科的肺生検を施行し，血清PR3-ANCA 350 U/mL以上の著明な上昇と組織診断結果よりGPAと確定診断した．

GPAはANCA関連血管炎に分類される原因不明の全身性肉芽腫性疾患で，本症例のように上気道→肺→腎の順に症状が発現する全身型が一般的だが，なかには限局型と呼ばれる肺病変のみの症例も存在する．画像の特徴は，① 両側性の多発結節・腫瘤影，② びまん性肺胞出血や壊死性肺炎などを反映した浸潤影・すりガラス影，③ 気道病変の3つ[1]があげられる．結節・腫瘤影は1 cm未満から10 cmを超える大きさのものまでさまざまであり，air bronchogram（図2→），feeding vessel sign，空洞形成，内部壊死を反映した結節内低吸収域（図2→），周囲に出血によるすりガラス影を伴うCT halo sign（図2→）などがみられることが特徴である．びまん性肺胞出血はGPAの約10％にみられ，Crazy-paving appearanceを伴うこともある．また気道の壁肥厚・狭窄所見は，中枢気道から区域・亜区域枝までのいずれの領域においてもみられる場合がある[1]．

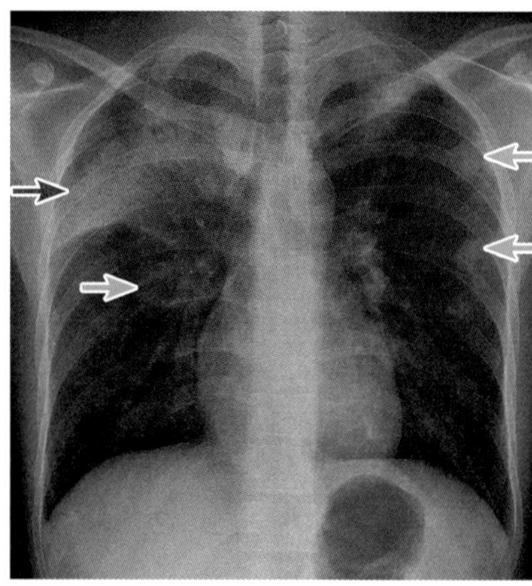

図1　来院時の胸部単純X線写真

GPAで陽性化するANCAは，欧米では80～90％がPR3-ANCAであるが，本邦ではPR3-ANCAが54.6％，MPO-ANCAが45.5％[2]と異なる．またANCA陰性の症例もあるため注意が必要である．

標準治療としては，ステロイドとシクロホスファミドが用いられる．本症例ではステロイドパルス療法とシクロホスファミドパルス療法により一時改善したがその後再燃し，難治例で検討されるリツキシマブの投与で寛解に至ることができた．

GPAは診断が遅れると，急速進行性糸球体腎炎（RPGN）などを呈し，死亡を含めた重篤な転帰を辿る可能性がある．適切に治療介入すれば寛解する疾患であるため，早期に鑑別にあげ診断・治療につなげることが重要である．

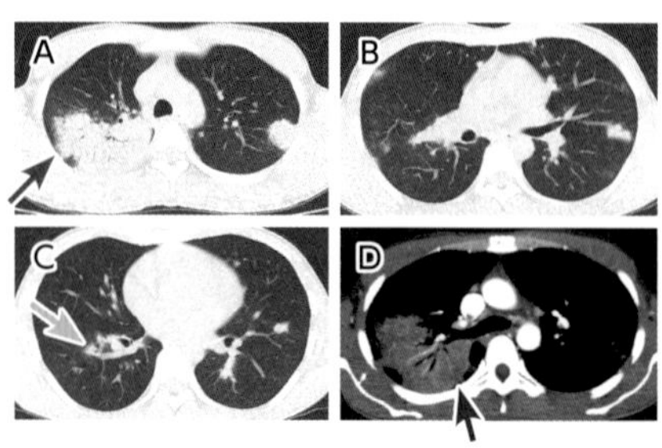


図2　来院時の胸部CT写真
A～C）単純CT（頭側～尾側に並んでいる），D）造影CT．

### 文　献

1）「胸部のCT 第4版」（村田喜代史，他/編），メディカル・サイエンス・インターナショナル，2018
2）Sada KE, et al：Different responses to treatment across classified diseases and severities in Japanese patients with microscopic polyangiitis and granulomatosis with polyangiitis: a nationwide prospective inception cohort study. Arthritis Res Ther, 17：305, 2015（PMID：26525413）

本コーナーのオンライン版では画像を拡大してご覧いただけます：www.yodosha.co.jp/rnote/gazou_qa/index.html

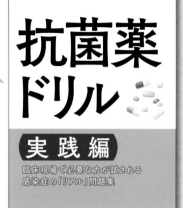

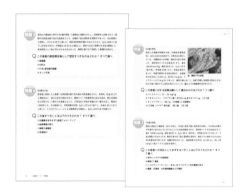

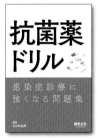

# 救急ドリル

## 症例ベースの問題集で身につける、救急外来での思考回路と動き方

# 特集にあたって
## 救急対応の合間にドリルで頭の整理を！

坂本　壮

## 1 研修医が苦手な症候は？

研修医の先生は，救急外来で日々多くの患者さんの初療にかかわっていることでしょう．頭痛や胸痛などの疼痛を訴える患者さん，麻痺やめまいを訴える患者さん，転んで出血や腫れを訴える患者さん，さらには動けない，食事が摂れないなど，それのみではなかなか原因がすぐには想起できない患者さんなど，対応しなければならない訴えは多岐にわたります．

私は，現在数十カ所の病院の研修医の先生と学ぶ機会がありますが，病院によらず研修医が苦手としている症候は一緒です．めまい，意識障害，意識消失，疼痛では胸痛や頭痛という研修医もいますが，何より腹痛が苦手という人が多いでしょう．その他，脱力やしびれ，皮疹関連が代表的です．また，普段見慣れていなければ，小児や妊婦，外傷の初期対応も敬遠しがちです．

今月号では，研修医の先生が苦手な症候を，実際に陥りやすい点を整理しやすいように，症例を通じてドリル形式でまとめました．

## 2 知識はもちろん大切！

救急外来で適切な対応を行うためには，知識だけでなく，さまざまなバイアスの関与を意識することが大切です．全体から見れば知識以外の要因の方がエラーには大きく影響しているといわれます．このことに関しては，2019年10月号の特集「救急でのエラー なぜ起きる？ どう防ぐ？」を参照してください．そこでも述べましたが，ERでエラーを起こさないためには大切な5つのことが存在すると考えています（**表**）．

しかし，当たり前ですが研修医のうちは知識自体がまだまだ足りないため，最低限理解しておくべきことは頭に叩き込んでおく必要があります．なんでもスマホ1つで調べられ

**表 ERでエラーを起こさないために大切な５つのこと**

| |
|---|
| ① 自分の状況を理解したうえで診療に臨むべし！ |
| ② Hi-Phy-Viを重要視した検査のオーダーを！ |
| ③ 自身ですべて解決しようとせず，適切なタイミングで相談を！ |
| ④ 最終的な判断の前に一度振り返るべし！ |
| ⑤ 病状説明は具体的にわかりやすく！ |

Hi-Phy-Vi：
病歴聴取（history），身体診察（physical），バイタルサイン（vital signs）

る時代となりましたが，頻度の高い症候や疾患，緊急度・重症度が高いものに関してはある程度整理しておかなければ，その場で迅速かつ適切な対応はできません．

苦手な症候が研修医で似通っているのと同じように，研修医が陥るエラーも似通っています．これは多くの研修医とかかわっているとわかるものです．今回の特集では，実際に遭遇する頻度の高い症候を取り上げ，陥りやすいエラーも意識した記載をしているので，目の前に患者さんがいることをイメージして読み進めるとよいでしょう．

## 3 救急外来は学びの宝庫である！

自身が経験した症例を大切にしていますか？ 研修医の先生が働く病院の多くは電子カルテを使用していると思います．対応した症例のIDを控えておいて，その後どのような経過を辿ったのか，自分がオーダーした画像の読影所見，培養結果などは必ず確認するようにしましょう．

病院ごとに救急外来における症例数の差は確実にあります．しかしそれはたいした問題ではありません．少ない場合には，経験した症例をより深く学び，同期などと経験した症例を共有し，お互いの経験値を上昇させればよいでしょう．多くてもただただ業務をこなしていては成長できません．すべての症例でなくても，1日○例など，自身で振り返る症例を決めておくとよいでしょう．

また，研修医の先生から，フィードバックをもらえなくて困るというコメントをしばしばもらいます．指導医の多くもまた，学年が上がると自身が研修医のときに悩んでいたことを忘れ，どのようにフィードバックすべきかを日々悩んでいます．研修医から具体的な質問事項を思い切って質問してみましょう．いろいろ聞かれて嫌な顔をする指導医は意外と少ないものです．嫌な顔をされたら，私にいつでも質問を！（笑）

## おわりに

救急対応はどの科に進もうとも逃れることはできません．しかし，初療において行うべきことは意外とシンプルです．今回のドリルを解きながらそれが伝われば嬉しいです．

今回執筆していただいた先生方はレジデントノートの編集，研修医向けの書籍や連載などを複数書いています．さらに学びたい方はこちらもぜひ．あ，私の本もね（笑）．

### 参考文献・もっと学びたい人のために


1）レジデントノート増刊「主訴から攻める！ 救急画像（Vol.19-No.5）」（舩越 拓/編），羊土社，2017
2）「タラスコン救急ポケットブック」（Richard J. Hamilton/原著，舩越 拓，本間洋輔，関 藍/監訳），医学書院，2018
3）レジデントノート2018年6月号「夜間外来の薬の使い分け（Vol.20-No.4）」（薬師寺泰匡/編），羊土社，2018
4）「君ならどうする！？ ER症例に学ぶ 救急診療の思考プロセス」（薬師寺泰匡/編，EM Alliance教育班/著），日本医事新報社，2017
5）レジデントノート2018年12月号「出血の診かた もう救急で慌てない！（Vol.20-No.13）」（安藤裕貴/編），羊土社，2018
6）「内科当直医のためのERのTips」（安藤裕貴/著），三輪書店，2017
7）J-COSMO連載「小児救急外来ただいま診断中！」（竹井寛和，杉中見和，坂本 壮/著），中外医学社，2019～
8）「女性の救急外来 ただいま診断中！」（井上真智子/編，柴田綾子，水谷佳敬/著），中外医学社，2017
9）J-COSMO連載「ほんまでっか～！？ 目からうろこの女性の診かた」（柴田綾子/著），中外医学社，2019～
10）「救急外来 ただいま診断中！」（坂本 壮/著），中外医学社，2015
11）「ビビらず当直できる 内科救急のオキテ」（坂本 壮/著），医学書院，2017
12）「あたりまえのことをあたりまえに 救急外来 診療の原則集」（坂本 壮/著），シーニュ，2017
13）J-COSMO連載「高齢者救急ただいま診断中！」（舩越 拓，安藤裕貴，薬師寺泰匡，坂本 壮/著），中外医学社，2019～
14）J-COSMO連載「病棟急変ただいま対応中！～その場の5分～」（坂本 壮/著），中外医学社，2019～
15）J-COSMO連載「スライド作成 KISS approach」（坂本 壮，安藤裕貴，藤井達也/著），中外医学社，2019～


Profile

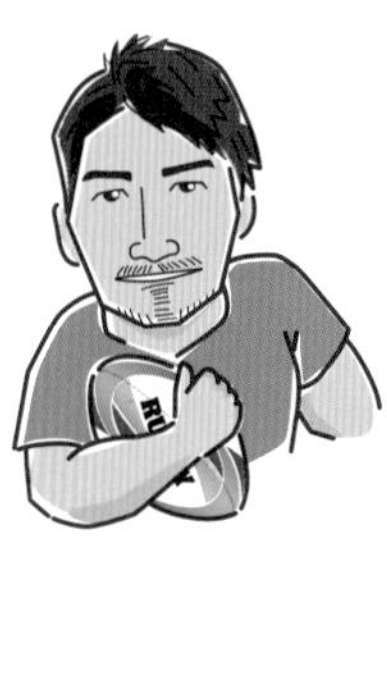


坂本　壮（So Sakamoto）
総合病院国保旭中央病院 救急救命科 医長／臨床研修センター 副センター長


2020年はオリンピックイヤーですが，ミュージカル好きの私にとっては，それ以上に9月10日に開幕する劇団四季最新ミュージカル「アナと雪の女王」が楽しみでしかたありません．仕事を楽しく充実したものにするためには，自身の趣味や息抜きをもつことも大切です．ミュージカル話で盛り上がってくれる方，随時募集中です．

〈著書・編書〉
「J-COSMO」（中外医学社）編集主幹
「救急外来 ただいま診断中！」（中外医学社）
「ビビらず当直できる 内科救急のオキテ」（医学書院）
「あたりまえのことをあたりまえに 救急外来 診療の原則集」（シーニュ）
「jmedmook61 あなたも名医！ 意識障害」（日本医事新報社）
レジデントノート2017年6月号「急変につながる 危険なサインを見逃すな！」
レジデントノート2018年2月号「『肺炎』を通してあなたの診療を見直そう！」
レジデントノート2019年10月号「救急でのエラー なぜ起きる？どう防ぐ？」 他

# めまい

喬 博軒，舩越 拓

①心血管系疾患によるめまいを除外しよう
②中枢性のめまいを見抜けるようになろう
③最も一般的なめまいであるBPPVを正しく診断しよう

## はじめに

欧米の報告ではERを訪れる患者さんの約3.5％はめまいを主訴として来院し，そのような患者さんはより多くの検査を必要とし，滞在時間も長く，入院割合も高いことが知られています[1]．めまいは訴えや症状が強いだけでなく致死的疾患も隠れていることから苦手とする人も多いのではないでしょうか．そこで本稿では致死的疾患を正しく見抜けるようになるために症例を通してめまい診療を概説したいと思います．

## 1 めまいで動けない高齢男性

**症例1**

88歳男性が，めまいのために浴室で動けなくなっているところを帰宅した家族が発見し救急要請された．冷や汗をかき，しばらく呼吸が荒い様子だった．本人によると今までにこのようなことはなかった．

**問題1：「めまい」の患者の診察において，優先度の低いものはどれか？**
ⓐ 歩行できるかの確認　　ⓑ 対症療法
ⓒ 病歴聴取　　ⓓ バイタルサインの確認

## ● 問題1の解説：“中枢性疾患の心配”の前にするべきこと

救急外来においてどの患者さんに対しても最初に確認するべきはバイタルサインです．めまいと聞くと中枢性疾患が心配になりますが，ショックバイタルであった場合は医療者が想像する「めまい」ではなく前失神のような症状をさしている可能性があります．めまいにおいて重要なのは，患者さんの訴えている症状を医師側が正確に把握することです．そのためには，診断・治療の土台となる適切な病歴聴取を行いましょう．めまいは救急外来に来たときには強い症状を訴えていることが多いため対症療法を早めに行うことは患者さんにとっても重要ですし，症状を落ち着かせないと思ったような身体所見が得られないという点で医療者にとっても重要です．歩行できるかどうかは最終的には確認すべきですが，初期の症状が強いときやバイタルサインがわかっていないときに不用意に立たせることには危険が伴います．

**問題1の解答　ⓐ 歩行できるかの確認**

### ❶「めまい」という患者さんの言葉

以前は，救急外来で私達が「めまい」患者さんを診察する際にめまいの性状を尋ねて，回転性か浮動性かを確認することがめまいの鑑別に役立つとされてきました[2]．

しかし臨床現場においてめまいの性状の確認はあまり意味がないということが近年知られています．「回転」した感覚がないからといって必ずしも前庭障害を除外できませんし〔特に高齢者のBPPV（benign paroxysmal positional vertigo：良性発作性頭位変換性めまい）ではしばしば回転性めまいを呈さないという報告があります〕[3]，その一方で患者さんによっては，心疾患や迷走神経反射による前失神症状を「回転する」と表現することもあるからです[4]．

加えて，めまいの訴えは再現性が乏しいといわれています．初期の病歴聴取と再度病歴聴取したとき（平均して約6分後）の患者さんの表現の推移を評価した報告では，半数（52％）で2回目の表現が変化しておりめまいの性状は患者さんのなかでも一定しません[5]．**めまいの性状を表現する患者さんの言葉は，鑑別疾患と必ずしも一致しない**のです．

### ❷ 新しいめまいの分類・診療方針

現在では，めまい患者さんに対して，めまい以外の患者さん（例えば胸痛・腹痛の患者さん）と同様に病歴をとることが推奨されています．つまり**「どのようなめまいか」を聴**

**くこと以上に，発症様式・トリガー・時間経過・関連症状を重視して病歴聴取する**ということです．めまいの性状はエビデンスに乏しく，それどころか誤診につながるとさえいわれています[6]．胸痛の患者さんにおいて主観的な胸痛の性状よりも客観的な指標を重視するのと同じように，めまい患者さんに対しても，時間経過や増悪因子などを中心とした基本に忠実な病歴聴取を行うことで，不要な専門科コンサルトや高価な画像診断，入院を最小限にできると考えられます．

以上のことから，現在では急性発症のめまい症状は ① 急性重度めまい，② 反復性頭位めまい，③ 反復性特発性めまい，の3つのうちのいずれかに大まかに分類したうえで，それぞれ鑑別を進めていくことが重要です（図1）．これらのなかで，目の前の患者さんは一体どれを訴えているのかを区別することがめまい診療における最初の一歩です．

**症例1のつづき**

バイタルサインを計測したところ，GCS E4V5M6，心拍数122回/分，血圧108/68 mmHg，呼吸数26回/分，$SpO_2$ 95％（room air），体温36.8℃であった．血液検査を行うとHb 5.6 mL/dLであり，腹部エコー検査でIVCの虚脱・呼吸性変動を認めた．補液を行いつつ病歴を聴取すると，数日前から食欲がなく黒色便も呈しているとのことであり，上部消化管出血による起立性低血圧を疑い消化器内科コンサルトとした．緊急内視鏡検査を施行し十二指腸潰瘍が認められ，診断・治療に至った．

IVC：inferior vena cava（下大静脈）

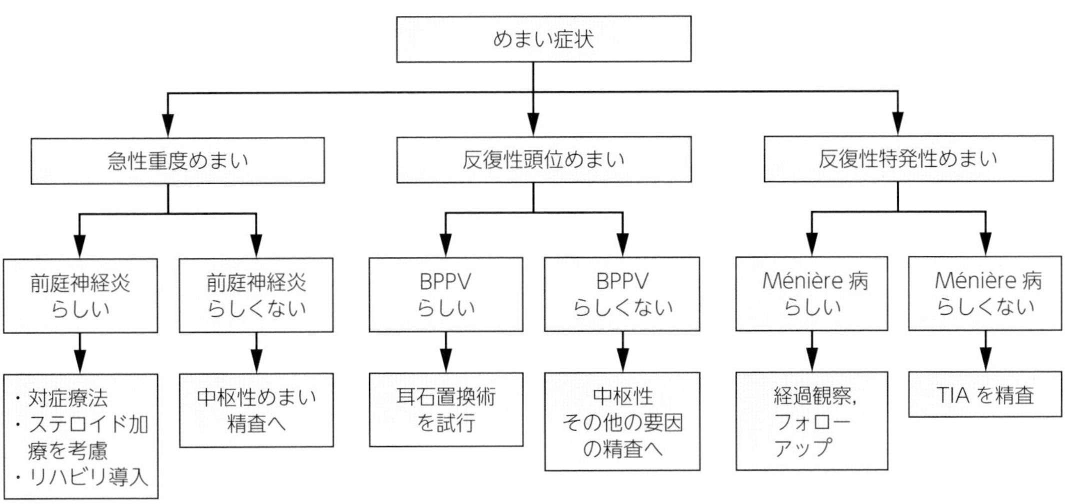


**図1 めまいの新しい分類・診療方針の概略図**
文献7より引用．
TIA：transient ischemic attack（一過性脳虚血発作）

**問題2：本症例は上部消化管出血に伴う貧血・脱水が原因のめまいであった．次のうち，めまいを主訴として呈しうる疾患はどれか？**

ⓐ 尿路感染症　ⓑ 脳梗塞
ⓒ 不整脈　ⓓ 内耳の障害

## ● 問題2の解説：「めまい」を呈する疾患

めまい・ふらつきには全身疾患による症状が隠れている可能性があります．具体的には敗血症，脱水，心筋梗塞，心不全，不整脈，血圧異常，電解質異常，内分泌疾患などがあげられます．新規に開始した薬剤や調整中の薬剤に注目することも診断の一助となるでしょう．**表1**の薬剤でめまい・ふらつきの副作用を呈すといわれていますので参考にしてください．

**表1 めまい・ふらつきを呈する薬剤と作用機序**

| 薬剤例 | 作用機序 |
|---|---|
| アルコール<br>抗不整脈薬（Ｉa群）<br>認知症治療薬<br>抗てんかん薬<br>鎮静性抗ヒスタミン薬<br>降圧薬<br>抗微生物質（抗インフルエンザ薬，抗真菌薬，キノロン系抗菌薬）<br>抗パーキンソン薬<br>ADHD治療薬<br>ジギタリス配糖体<br>ジピリダモール<br>睡眠薬<br>硝酸薬<br>PDE5阻害薬<br>筋弛緩薬<br>SGLT-2受容体阻害薬<br>尿路系抗コリン薬 | 心作用：低血圧，起立性低血圧，torsade de poimtes など催不整脈作用 |
| 筋弛緩薬<br>抗痙攣薬 | 中枢性抗コリン作用 |
| 抗てんかん薬<br>ベンゾジアゼピン系薬<br>リチウム製剤 | 脳毒性 |
| 糖尿病治療薬<br>アドレナリンβ受容体拮抗薬 | 低血糖 |
| アミノグリコシド<br>抗リウマチ薬 | 耳毒性 |
| 抗凝固薬<br>抗甲状腺薬 | 出血傾向（抗凝固薬），骨髄抑制（抗甲状腺薬）による作用 |

文献8より引用．

### ● 見逃してはいけないめまい

このように多様な疾患がめまい症状をきたすなかで，診察を行う際に除外しなければいけないのは循環血漿量の減少による**前失神**と脳卒中を代表とする**中枢性めまい**です．いずれも見逃した場合に致死的な転帰を辿る可能性があります．そのためにも**問題1**のように，まずは患者さんのバイタルサインや全身状態を把握することは必須です．

#### ○ 救急外来で出会う危険なめまい：前失神

前失神とは失神の前駆症状もしくは失神に近い状態のことで，一般的に患者さんは「眼の前が真っ暗になった」「失神しそうになった」「一瞬，光景がぼやけた」といった訴えをします．症状が軽微であるほど患者さんの訴えはぼんやりとはっきりしないものとなります．ふらつき，冷汗，嘔気を呈することが多く，典型的には立位と垂直坐位の状態で起こります．診療プロセスは失神の鑑別疾患に準じます〔「意識消失（失神，痙攣）・軽症頭部外傷」(pp.58～69) も参照〕．

診察のポイントとして，前失神の鑑別には不整脈や冠動脈疾患，心不全のような疾患を疑った病歴聴取が重要です．動悸・胸部不快感・呼吸苦といった症状はなかったかなど，積極的な病歴聴取を行っていきましょう．

**ここがポイント：心血管系疾患などが原因となっているめまいを除外するために**

**詳細な病歴聴取（増悪因子・随伴症状・既往歴など）で前失神を見逃さない．**

問題2の解答　ⓐ～ⓓすべて

## 2 “ぐるぐる回るような”めまいの高齢男性

**症例2**

70歳男性，歩行中に突然の景色がぐるぐる回るようなめまいがあり，その場に座り込んでしまった．症状が継続することから，当院へ救急搬送された．

前失神感はなく，聴力障害は認めなかった．

**バイタルサイン**：GCS E4V5M6，心拍数88回/分，血圧181/78 mmHg，呼吸数20回/分，$SpO_2$ 98％（room air）．

**既往歴**：高尿酸血症，健診で高血糖指摘．

**生活歴**：喫煙；10～20本/日．

明らかな脳神経学的異常・構音障害・麻痺や感覚障害は認めず．

協調運動も問題なかったが，端坐位・立位時のふらつきが持続していた．

**問題3：この患者の鑑別診断のために最も有用な検査は次のうちどれか？**

ⓐ 平衡感覚試験　　ⓑ Tilt試験
ⓒ HINTS method　　ⓓ カロリック試験

## ● 問題3の解説：めまいの身体診察

めまいの診察で非常に重要なのが中枢性のめまいを見逃さずに評価することです．中枢性めまいの鑑別に有効なのがHINTS methodと呼ばれる診察法です．表2で詳しい評価の手法を解説します．

**ここがポイント：HINTS method**

**急性重度めまいの鑑別にもちいられるのがHINTS methodです（表2）．3つの試験それぞれの頭文字をとって名付けられています．HINTS陽性は中枢性を示唆する所見の存在を示唆し，急性期脳梗塞（＜24～48時間）で感度100％，特異度96％を示します[9]．**

### ● 急性重度めまいの鑑別

症例2の患者は前述の新分類における「急性重度めまい」に分類されます．突然発症で症状が持続し，以前に同様の症状がない場合が多く，嘔気・嘔吐症状，さらに歩行困難を伴います．このようなめまいをみたとき，中枢性めまいと前庭神経炎が主な鑑別疾患となります．特に診断に迷う重要疾患である脳梗塞を中心に学びましょう．

#### ① 救急外来で出会う危険なめまい：脳梗塞

脳梗塞の診断はリスク因子，病歴，身体所見，画像所見を総合して行います．一般的にめまいを伴う脳梗塞は神経学的異常（眼球運動障害，構音障害，運動感覚障害など）を認めるため正確で詳細な病歴聴取と神経診察を行うことで診断に至ります．しかし，稀に小脳や脳幹の小さな梗塞で，めまいのみの症状を呈することがあります．頻度としてはめまい単体を呈する患者に1％以下の頻度で脳梗塞がみられたという報告があります[10]．

小脳には3つの主要血管があります（図2参照）．特にAICA（anterior inferior cerebellar artery：前下小脳動脈）梗塞ではめまい・嘔気などの前庭症状に加え耳鳴や難聴などの特徴的な内耳の虚血を示唆する所見があり，末梢性めまいと混同しやすいといわれます．このAICA梗塞とPICA（posterior inferior cerebellar artery：後下小脳動脈）内側梗塞では前庭障害のみの症例がみられるために注意が必要です．

また，脳梗塞に対するMRIの有効性にも限界があることを忘れてはいけません．緊急の脳梗塞が疑われる患者さんに対するMRI検査は発症3時間以内で感度76％，特異度96％，12時間以上でも感度91％であったと報告されています[12]．

#### ② 前庭神経炎

急性発症の末梢性前庭障害であり蝸牛症状（難聴・耳鳴り）を伴わないという特徴をもちます．前庭神経のウイルス感染や虚血が原因となり，前者の場合は上気道感染が先行す

**表2** 中枢性めまいを鑑別する検査 HINTS method

| | Head Impulse Test | Nystagmus（眼振） | Test of Skew Deviation（斜偏倚） |
|---|---|---|---|
| 検査手技 | ① 患者の正面に座り両手で患者の頭を軽く持ったうえで患者に検者の鼻を見つめてもらう.<br>② その状態で他動的に患者の頭部を一方にすばやく5～10°の角度動かす.<br>③ 正常な前庭眼反射がある場合，目は中央（検者の鼻）を見続けたままになる．一方で病変があると目が一過性に移動方向へ動き，その後鼻をみる位置へ戻ってくる. | 患者の正面に座りFrenzel眼鏡を用いて正確な眼振を確認する．調節下と非調節下を検査する. | ① 患者の正面に座り患者に検者の鼻を見つめてもらう.<br>② その状態で患者の片方の眼を覆い，その後すばやく覆った手を離す.<br>③ 手を離した瞬間の患者の眼位が偏倚しているかどうかを，離した後に眼位が正中に戻る運動を見ることで評価する. |
| 評価方法 | HITは前庭動眼反射（VOR）を評価する試験であり，VORが正常である場合は前庭機能が正常であることからめまいの原因は中枢性の可能性が示唆される．一方でVORが異常であるということは前庭機能が低下しており，めまいの原因が前庭にあることになる．この検査によって前庭神経炎らしさを評価することができる. | 中枢性の眼振が疑われるのは，眼振が垂直性である場合，もしくは注視に誘発され注視方向にみられる場合（両方向性）である．これらのパターンは末梢性のめまいでは引き起こされないからである．特に体位変換で左右どちらを下にしてもその方向に眼振が出て，回旋成分がないときに中枢性を疑う. | skew deviation（斜偏倚）を評価する試験である．斜偏倚とは両側眼位のズレを意味する．眼位のズレは注視により補正されてしまうため，片眼ずつ手で覆い，注視による補正を解除することで観察する．覆った手を離す瞬間にその眼位と正中に戻る運動を評価するのがポイントである．また，正面視をしたときに複視がみられ，眼球が上下にずれているときはよりはっきりと中枢性が疑われる.<br>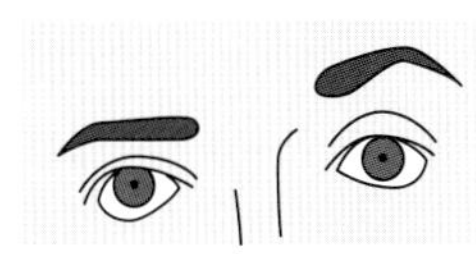 |

VOR：vestibulo-ocular reflex

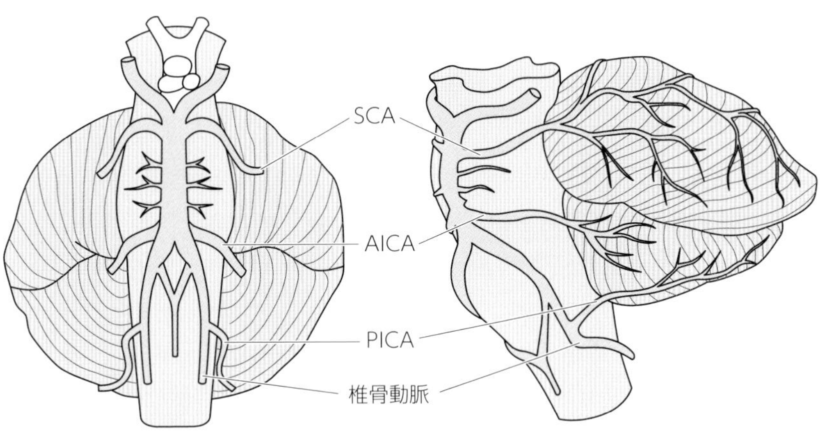


**図2** 小脳の主要血管

SCA：superior cerebellar artery（上小脳動脈）
AICA：anterior inferior cerebellar artery（前下小脳動脈）
PICA：posterior inferior cerebellar artery（後下小脳動脈）
文献11より引用.

ることがあります．前庭神経炎患者は多くが強いめまいを訴え来院し，1～2日の症状持続があり，数週間～数カ月かけて改善していきます．

表2の3つの試験のうち1つでもあてはまるようであればHINTS陽性となります．脳梗塞と前庭神経炎を見分けるポイントは眼振のパターンをしっかり捉えることです．

問題3の解答　ⓒ HINTS method

**症例2のつづき**

外来で安静にしていても症状は改善せず，HINTSを施行すると，わずかに斜偏倚を認めた．中枢性めまいを疑い頭部CT/MRI検査を行うと，MRIでSCA（上小脳動脈）領域にDWIで高信号を認めた．

この患者さんは小脳梗塞と診断され入院となりました．ひとえに眼振と言っても，それらを正確に評価することは簡単ではありません．研修医としては上級医により精度の高いプレゼンをするために丁寧で確実な検査を実践できることは大きなポイントです．めまい診療に限らず，鑑別に重要な検査に自信をもてると日常の診療がもっと有意義になるはずです．

**ここがピットフォール：Frenzel眼鏡を使おう**

眼振を観察する際は，光の下（調節下）と暗闇（非調節下）で調べる必要があります．健常人ではいずれも眼振は認めませんが，末梢疾患による眼振は調節下で減退し，中枢疾患による眼振は調節下でも変化しません．普段の診察室では非注視下眼振の観察をすることは困難なので必ずFrenzel眼鏡を使いましょう（Frenzel眼鏡がなければ，白紙を患者さんの目の前に置いて非注視下の状況をつくり上げるなど工夫することができます）．

**ここがポイント：中枢性のめまいを見抜くために**

自信をもってHINTSを実践できるようになろう．

## 3 寝返りを打った後のめまい

**症例3**

63歳女性が，起床時に寝返りを打ってからめまい症状があり，嘔吐した．寝返りのたびにくり返していることから救急要請をした．以前にも同様のめまいの自覚があった．搬送中も車内の揺れで気分が悪くなり，来院時も嘔吐を続けていた．

**既往**：糖尿病，高血圧，脂質異常症．

**問題4：外来到着後，病歴聴取しようにも会話が困難なほど嘔吐し続けている．適切な対処法はどれか？**

ⓐ 頭部CTに急ぐ
ⓑ 無理矢理にでも頭位変換を試みる
ⓒ 炭酸水素ナトリウム（メイロン®）を投与する
ⓓ 制吐薬でいったん症状を抑える

## ● 問題4の解説：BPPVの初期対応

病歴から頭位変換によって増悪するめまいが疑われます（反復性頭位めまい）．最も頻度が高いのは良性発作性頭位変換性めまい（BPPV）です．基本的に薬物療法はBPPVへの効果がないとされていますが，めまいや嘔気・嘔吐が強く誘発試験や耳石置換術において協力が得られない患者さんでは以下の対症療法を行うことで協力が得られるようになることがあります．抗ヒスタミン薬はめまいの症状を抑えることを期待して使用されることが多いですが制吐薬としての効果も期待できることが知られています[13]．

**処方例**
・前庭神経抑制薬：抗ヒスタミン薬，ベンゾジアゼピン系薬，抗コリン薬
・制吐薬：メトクロプラミド，抗ヒスタミン薬

**問題4の解答　ⓓ 制吐薬でいったん症状を抑える**

## ● BPPVの特徴を理解する

反復性頭位めまいの鑑別で重要なのはBPPVの特徴をよく理解することです．BPPVは体位変換の影響を受けて起こる回転性めまいで，機序としては耳石器から石がこぼれて半規管に落ち込み，半規管内のリンパの流れに左右差を生じることで起こります．

この疾患の特徴について学ぶ意義は大きく分けて2つあります．1つは診断すれば，ベッドサイドで治療する方法があることです．もう1つはこの**良性の疾患を診断することが中枢性のめまいの除外につながる**ことです．前述の新分類ではBPPVの積極的なrule-inを行っていくことが提唱されています．

### ○BPPVの特徴

・女性，60歳以上に多い
・安静にしていると症状が改善する
・持続時間：一般には1分〜数分
・期間：自然経過で約半数が1週間以内に改善し，長いものでは数カ月持続する（**表3**）
・再発：約4年間に27％が再発，その半数は最初の半年に起こる[14]

**表3** BPPVの自然経過での症状の持続期間とその割合

| | |
|---|---|
| 1週間未満 | 45％ |
| 1～2週間 | 11.2％ |
| 2～4週間 | 12.5％ |
| 4～12週間 | 18.8％ |
| 12週間以上 | 12.5％ |

文献15より引用．

**問題5：病歴からBPPVを強く疑った場合に行う，診断のための手技は以下のうちどれか？**

ⓐ Epley法　ⓑ Dix-Hallpike法

ⓒ Gufoni法　ⓓ Yacovino法

## ● 問題5の解説：BPPVの評価・治療

BPPVの診断で重要なのは眼振を誘発し評価する試験を行うことです．Dix-Hallpike法はめまい診療において必ず身につけるべき診察方法です．坐位で頭位を右（または左）に回旋させた状態で懸垂位へ体位変換を行う方法であり，これによって眼振の誘発を観察・評価します．特に後半規管と前半規管を評価するための試験です．

なお，ほかの選択肢はいずれも耳石置換術の名称です．Epley法（後述）は後半規管の，Gufoni法は外側半規管の，Yacovino法は前半規管のBPPVに対する耳石置換術の名称です．誌面の都合上，詳しく触れられませんが術法は文献をご参照ください[16]．

**ここがポイント**

正しくDix-Hallpike法を行い，それを解釈することが重要です．

BPPVらしさを評価するうえで特に重要なポイントは下記の通りです．

- 頭位変換をしてから発生までに潜時がある
- 持続時間の短いめまい発作である
- 眼振の減衰が観察される
- 懸垂位から坐位に戻すと反対方向の眼振が出現する

問題5の解答　ⓑ Dix-Hallpike法

**症例3のつづき**

対症療法を行うことで患者の症状は改善した．病歴聴取の結果，中枢性のめまいや前失神は否定的であり，反復性頭位めまいが強く疑われた．Dix-Hallpike法を行ったところ，右耳で水平右方向の眼振が誘発され，後半規管性BPPVと診断された．

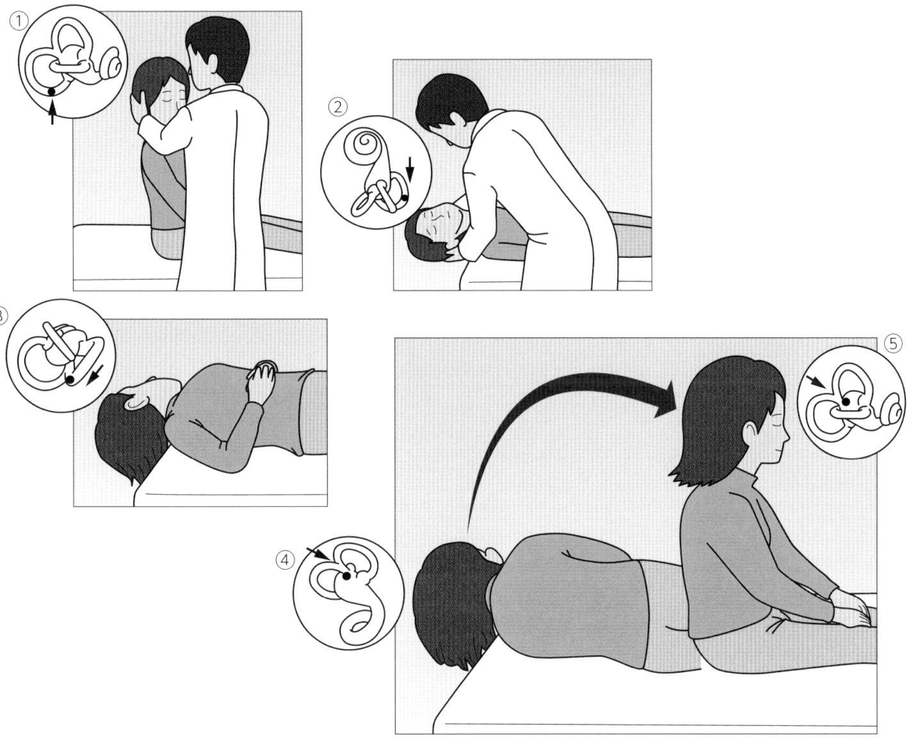


**図3 Epley法**
文献20より作成.
① 坐位のまま患者さんの頭を患側に45°向けて頭位を保ったまま横臥させ，頭位を懸垂させる.
② この姿勢のまま，眼振が消失するまで約20秒頭位を維持する.
（ここまでがDix-Hallpike法）
③ 健側へ患者さんの頭を90°ゆっくり回旋させ，健側下の懸垂頭位に変換させる．ここでも眼振が終了するまで約20秒頭位を維持する
④ 頭位を保ったまま体幹を健側に90°回転させ，仰臥位から135°のほぼうつむいた状態の頭位に変換する．眼振終了まで約20秒間頭位を維持する
⑤ 頭位を保ったままゆっくりと坐位に変換する

Dix-Hallpike法で眼振が誘発されればそのまま治療を試みましょう.

この症例のように最もcommonな後半規管性BPPVを見つけたらEpley法という耳石置換術が有効といわれています（図3）．Epley法は，無治療またはほかの置換法と比較して自覚的な頭位めまいの消失がみられ，他覚的頭囲変換眼振を有意に減らすというエビデンスがあります（Odds比 4.42）[17]．YouTubeなどにもわかりやすい手技の動画があるので参考にするとよいでしょう（動画ID＝ZqokxZRbJfw）[18].

**ここがピットフォール：耳石置換術の注意点**

- 頸部不安定のある患者さんでは適応について注意が必要です
- 耳石置換術を行った後，眼振は改善がみられるものの，めまい症状や嘔気は残存することがあります[19]．そのため耳石置換術の効果判定には誘発試験による眼振の消失を評価するほうがよいとされています

**表4** めまいの新分類まとめ

| めまい分類 | 主症状 | 末梢症状 | 中枢性症状 | 原因 |
|---|---|---|---|---|
| 急性重度めまい | ・突然発症<br>・症状が持続<br>・重度で病的な見た目<br>・嘔気・嘔吐，ふらつき | ・単方向性自発眼振<br>・HINT陽性 | ・垂直性・両方向性眼振<br>・重度の平衡障害 | ・脳梗塞<br>・前庭神経炎 |
| 反復性頭位めまい | ・頭囲変換で励起されるめまい症状 | ・1分以内で消失<br>・安静時は無症状<br>・Dix-Hallpike法で上向き回旋性のめまいが誘発<br>・Epley法で症状改善 | ・短時間も長時間もありうる<br>・安静時にも軽度のめまいが持続<br>・Dix-Hallpike法で下向きめまい/純回旋性めまいが誘発<br>・Epley法で効果なし | ・BPPV<br>・Chiari奇形<br>・小脳腫瘍<br>・神経変性疾患による歩行障害 |
| 反復性特発性めまい | ・特発性の発症起点 | ・20分～1時間持続<br>・一側性の聴力障害，耳閉感 | ・数分で消失<br>・新規発症で増悪傾向 | ・Ménière病<br>・TIA |

文献7より引用.

**症例3**の患者さんはその場でEpley法を実施したところ，眼振の消失を確認，症状も改善し自立歩行で帰宅していきました.

このようにBPPVの特徴を知り診断できることは，患者さんの症状軽減に直結することがあります．診断，治療のすべてをベッドサイドで完結できる可能性のあるこの一連の身体診察，耳石置換術をマスターしておくことはめまい診療における大きな自信となるでしょう．また，BPPVを自信をもって診断することで見逃してはいけない疾患を除外することにつながり，めまい診療の質を高めることができます.

**ここがポイント**

**BPPVに対してEpley法などの耳石置換術で加療しよう**

最後に，めまいの新分類について改めてまとめておきます（**表4**）.

## おわりに

患者さんの表現する曖昧な「めまい症状」が何をさしているのかを医療者が正確に理解し，適切にアセスメントをすることで正しい診断・治療につなげることができます．そのために本稿では新しいめまい分類を整理し，危険な中枢性疾患を除外するためにHINTS method等の鑑別方法を取り上げました．本質的には**正確な病歴聴取・身体診察へと立ち返ることが重要**で，それらの基本が患者さんの利益に直結します.

## 引用文献


1) Newman-Toker DE, et al：Spectrum of dizziness visits to US emergency departments：cross-sectional analysis from a nationally representative sample. Mayo Clin Proc, 83：765-775, 2008 (PMID：18613993)

2) Drachman DA & Hart CW：An approach to the dizzy patient. Neurology, 22：323-334, 1972 (PMID：4401538)

3) Lawson J, et al：Benign paroxysmal positional vertigo：clinical characteristics of dizzy patients referred to a Falls and Syncope Unit. QJM, 98：357-364, 2005 (PMID：15820968)

4) Newman-Toker DE, et al：How often is dizziness from primary cardiovascular disease true vertigo? A systematic review. J Gen Intern Med, 23：2087-2094, 2008 (PMID：18843523)

5) Newman-Toker DE, et al：Imprecision in patient reports of dizziness symptom quality：a cross-sectional study conducted in an acute care setting. Mayo Clin Proc, 82：1329-1340, 2007 (PMID：17976352)

6) Tarnutzer AA, et al：ED misdiagnosis of cerebrovascular events in the era of modern neuroimaging：A meta-analysis. Neurology, 88：1468-1477, 2017 (PMID：28356464)

7) Kerber KA：Vertigo and dizziness in the emergency department. Emerg Med Clin North Am, 27：39-50, 2009 (PMID：19218018)

8) Muncie HL, et al：Dizziness：Approach to Evaluation and Management. Am Fam Physician, 95：154-162, 2017 (PMID：28145669)

9) Kattah JC, et al：HINTS to diagnose stroke in the acute vestibular syndrome：three-step bedside oculomotor examination more sensitive than early MRI diffusion-weighted imaging. Stroke, 40：3504-3510, 2009 (PMID：19762709)

10) Kerber KA, et al：Stroke among patients with dizziness, vertigo, and imbalance in the emergency department：a population-based study. Stroke, 37：2484-2487, 2006 (PMID：16946161)

11) Edlow JA, et al：Diagnosis and initial management of cerebellar infarction. Lancet Neurol, 7：951-964, 2008 (PMID：18848314)

12) Chalela JA, et al：Magnetic resonance imaging and computed tomography in emergency assessment of patients with suspected acute stroke：a prospective comparison. Lancet, 369：293-298, 2007 (PMID：17258669)

13) Hain TC & Yacovino D：Pharmacologic treatment of persons with dizziness. Neurol Clin, 23：831-53, vii, 2005 (PMID：16026678)

14) Pérez P, et al：Recurrence of benign paroxysmal positional vertigo. Otol Neurotol, 33：437-443, 2012 (PMID：22388730)

15) von Brevern M, et al：Epidemiology of benign paroxysmal positional vertigo：a population based study. J Neurol Neurosurg Psychiatry, 78：710-715, 2007 (PMID：17135456)

16) Pérez-Vázquez P & Franco-Gutiérrez V：Treatment of benign paroxysmal positional vertigo. A clinical review. J Otol, 12：165-173, 2017 (PMID：29937852)

17) Hilton MP & Pinder DK：The Epley (canalith repositioning) manoeuvre for benign paroxysmal positional vertigo. Cochrane Database Syst Rev, 12：CD003162, 2014 (PMID：25485940)

18) Epley's maneuver. YouTube, 2008
https://www.youtube.com/watch?v=ZqokxZRbJfw

19) Giommetti G, et al：Residual Dizziness after Successful Repositioning Maneuver for Idiopathic Benign Paroxysmal Positional Vertigo：A Review. Audiol Res, 7：178, 2017 (PMID：28603599)

20) Fife TD, et al：Practice parameter：therapies for benign paroxysmal positional vertigo (an evidence-based review) ：report of the Quality Standards Subcommittee of the American Academy of Neurology. Neurology, 70：2067-2074, 2008 (PMID：18505980)

Profile

**喬　博軒**（Hiroki Kyo）

東京ベイ浦安市川医療センター 救急集中治療科
高い志をもつ尊敬する先輩・同期のいるERで学ばせてもらっています．豊富な症例や充実した教育のみならず，ここには多様なキャリアを応援してくれる土壌があります，ぜひ一度見学にいらしてください．

**舩越　拓**（Hiraku Funakoshi）

東京ベイ浦安市川医療センター 救急集中治療科
ERは多様な主訴，患者，価値観が入り交じる現代社会の縮図です．そうした環境で何でも診ることのできる喜びを共有しましょう．
見学希望の方はぜひ tbmced@gmail.com までご連絡ください！

**【Dr. 坂本 's コラム①】めまいの病歴聴取は的確に！**

めまいという訴えには多くの疾患の可能性があり，またそのなかには脳卒中や前失神など危険な疾患，症候を含んでいる可能性があります．そのため，どうしても頭部CTや採血など検査を優先しがちです．救急外来では常に除外すべき疾患を意識して対応する必要がありますが，検査が陰性であることを理由に否定できることは意外と少ないものです．そのため，頻度が高く病歴や身体所見で確定診断できる疾患をきちんと診断することがきわめて大切です．

BPPVの特徴は，この項目でも記載がありましたが，持続時間の短いめまいであることが最大の特徴です．それでは，持続時間の確認のしかたはどのように行えばよいでしょうか？「めまいはどの程度続きますか？」という問いに対して，「安静にしていればすぐに治まります」とはなかなか返ってきません．BPPVの患者さんに話を聞くとよくわかりますが，安静にしていると治まる，しかし動くと再度症状が再燃する，これをくり返します．そのため，患者さんは「症状は持続している」と訴えることが少なくないのです．「安静にしていると治まるけれども，動くとまたはじまる，そんな感じですか？」など，BPPVらしさをキャッチする一工夫が必要です．BPPVは，“1回1回のめまいの持続時間が短い”，これがポイントなのです．（坂本　壮）

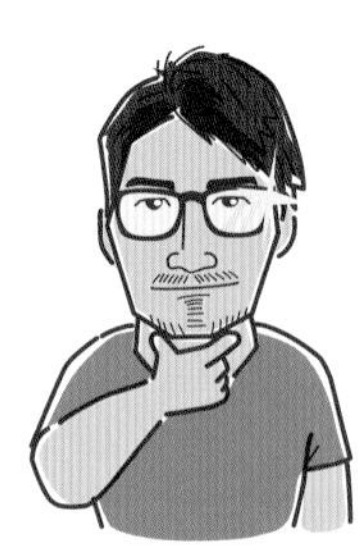

**引用文献**

1）「救急外来 ただいま診断中！」（坂本 壮/著），中外医学社，2015

# 嘔気・嘔吐

薬師寺泰匡

①嘔気・嘔吐を訴える患者さんでもバイタルサインをしっかりみる
②嘔吐中枢を刺激する入力経路から原因を考えよう
③頭蓋内圧亢進と急性冠症候群を見逃さない

## はじめに

嘔気・嘔吐の原因として，消化器疾患が一番に思い浮かぶかもしれません．しかし，心筋梗塞などの循環器疾患，中枢神経系や前庭器の異常，内分泌代謝疾患に，中毒，薬剤性など，原因は多岐にわたります．見逃してはならない疾患を知っておき，見逃さないためのアプローチ方法を身につけなくてはなりません．症例を通して一緒に学びましょう．

## 1 嘔気を訴える若年女性

**症例1**

特に既往のない20歳女性．朝から嘔気があり腹痛も自覚していた．様子をみていたが改善しないため救急要請．生物は摂取していない．旅行には行っていない．周囲に同様の症状なし．
**バイタルサイン**：意識清明，血圧138/50 mmHg，心拍数130 回/分，呼吸数26 回/分，$SpO_2$ 99％（room air），体温37.5℃，瞳孔径3.0/3.0 mm，対光反射 ＋/＋．
腹部全体に軽度圧痛あり．

**問題1：この患者さんにまず行うべき検査はどれか？**

ⓐ 血液ガス検査
ⓑ 腹部エコー
ⓒ 腹部X線
ⓓ 腹部CT

## ● 問題1の解説："ヤバイ"ものから考える

嘔気と腹痛の原因は腸管にありそうだということで，腹部エコーを当てたくなるかもしれませんし，自信がなければ腹部CTを撮りたくなるかもしれませんね．しかし，まずはバイタルサインに着目してみましょう．頻脈と頻呼吸があり，ただならぬ気配を醸し出しています．これはすべての症候についていえることですが，**救急では鑑別は"ヤバイ"ものから順に考え，次いで頻度を考慮し，身体診察と検査結果をもとに診断につなげていく必要があります**．この患者さんでは血圧が保たれているようですが，脈圧は開大しています．もしかしたらショック状態なのかもしれません．そして酸素化が良好なのにもかかわらず頻呼吸です．つまり，頻呼吸にならなければならない病態が隠れているはずです．気道，呼吸，循環の安定化と，診断を同時に進めなくてはならないのが救急の大変なところであり，おもしろいところでもあります．

では最初の一手をどうするかですが，呼吸・代謝がうまくいっているのか，酸塩基平衡はどうなっているのかということを同時に確認できるのが血液ガス分析というわけです．**呼吸がおかしい患者さんをみたら，血液ガス検査を考慮してください**．できるかぎり，動脈血で検査をすると，正確な評価ができます．もしショックが疑われるならば，ショックの原因検索にエコーが有用です（RUSHプロトコル[1]を知っておいてほしいですが，本稿では割愛します）．

**問題1の解答　ⓐ 血液ガス検査**

それでは，この方の血液ガス検査結果を提示します．

**症例1のつづき：血液ガス検査**

pH 7.295，$PaCO_2$ 12.7 Torr，$PaO_2$ 118 Torr，$HCO_3^-$ 6.0 mEq/L，BE −19.1 mEq/L．

Lac 3.0 mmol/L，Na 152 mEq/L，K 5.8 mEq/L，Cl 120 mEq/L，Glu 840 mg/dL，Hb 14.7 g/dL．

**問題2：この患者さんで最も疑われる病態は次のうちどれか？**

ⓐ 出血性ショック
ⓑ 敗血症性ショック
ⓒ 糖尿病性ケトアシドーシス
ⓓ 胃腸炎からの循環血液量減少性ショック

## ● 問題2の解説：血液ガス検査からわかること

$PaCO_2$が低下しているにもかかわらず，pHは低下しており，呼吸で代償しきれないアシドーシスがあります．乳酸はそれほどたまっておらず，ほかの不揮発酸の貯留が考えられます．血糖値も高いので，DKAが疑われます．

### ❶ DKAの病態生理

糖尿病性ケトアシドーシス（diabetic ketoacidosis：DKA）は，糖尿病の急性代謝性合併症で，高血糖，高ケトン血症，代謝性アシドーシスを特徴とする病態です．高血糖からの浸透圧利尿により脱水となり，体液と電解質が減少します．DKAは1型糖尿病患者に多く，DKAが糖尿病の初発症状となることもあります[2)]．

DKAは，血中インスリン濃度が体の基礎代謝必要量に満たなくなると発症します．インスリンが欠乏すると，ブドウ糖が細胞内に取り込めなくなるので，代わりにトリグリセリドやアミノ酸を代謝してエネルギーを得るようになります．またグルカゴンが過剰となり，糖新生を刺激します．さらに過剰なグルカゴンは，ミトコンドリアで遊離脂肪酸からケトン体を生成する反応も促します．インスリンはケトン産生を抑制しますが，インスリン欠乏状態ではケトン体がどんどん生成されます．ここで産生される主要なケト酸であるアセト酢酸と$\beta$ヒドロキシ酪酸が，代謝性アシドーシスを引き起こすことになるのです．

インスリン欠乏には，未治療の1型糖尿病のほか，インスリン投与の中断，怠薬などによる絶対的な欠乏と，生理的なストレスからインスリンの代謝必要量が増加する相対的な欠乏があります．DKAの誘因として，感染症，心筋梗塞，脳卒中，膵炎，外傷などが知られています．筆者は敗血症性ショックを合併していることも幾度となく経験しました．**DKAを見たら，その誘因もかならず1回は検討してください．**今回の症例は，1型糖尿病の初発症例でした．

**問題2の解答　ⓒ 糖尿病性ケトアシドーシス**

### ❷ DKAの治療は？

DKAの治療は，血管内容量の担保，高血糖とアシドーシスの補正，低カリウム血症の予防が主軸になります．ショックでの治療に準じて，15～20 mL/kg/時程度の大量輸液を初期に行いつつ，レギュラーインスリンで血糖を下げます．血管内水分がないと，ブドウ糖が細胞内に取り込まれませんので，輸液は重要です．生理食塩水の輸液を開始し，ある程度循環動態が安定したら，血清ナトリウム濃度をみながら，半生食（0.45％NaCl）の使用も考慮します．血糖値が200 mg/dL以下まで下がってきたら，ブドウ糖を投与しつつインスリン投与することを検討しなくてはなりません．インスリンの持続静注はケトン陰性となるまで続けます．この際，カリウム値はpHの変動で低下するのと，ブドウ糖といっしょに細胞内に取り込まれるのとでさらに低下します．血糖値が落ち着くまでは，カリウム濃度も1時間ごとに測定するのが望ましいです．何科で管理することになるかというのは施設によって異なるかもしれませんが，集中治療室か，それに準じたところで管理する必要があります．

## 2 嘔気・嘔吐を訴える高齢女性

**症例2**

糖尿病，高血圧で近医にかかっている72歳女性．朝食後から嘔気を自覚していた．頭痛，腹痛，胸痛，呼吸困難なし．症状が持続し，倦怠感が強くなってきたため救急要請．経過中1回嘔吐している．前日の夜に牡蠣を食している．旅行には行っていない．
周囲に同様の症状なし．

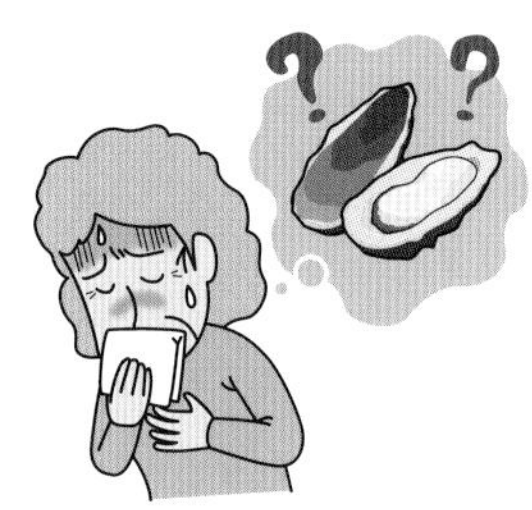

**内服薬**：アムロジピン，メトホルミン，グリメピリド
**バイタルサイン**：意識清明，血圧112/80 mmHg，心拍数80回/分，呼吸数18回/分，$SpO_2$ 99％（room air），体温36.8℃，瞳孔径3.0/3.0 mm，対光反射 ＋/＋．
呼吸音清，心音整で心雑音なし，腸蠕動やや亢進，腹部圧痛なし．

**問題3：次の嘔気・嘔吐について述べた文のうち，不適切なものはどれか？**

ⓐ 精神的，感情的な要因では嘔吐は起こらない
ⓑ 第4脳室底の最後野は脳血流関門がないので，血液や脳脊髄液中の催吐性物質から刺激を受けやすい
ⓒ 体の回転運動や前庭器の刺激でも嘔吐が誘発される
ⓓ 消化管の伸展は嘔吐刺激となる

### ● 問題3の解説：嘔吐の病態生理

#### ❶ 嘔吐の原因は？

嘔吐は，何らかの原因で嘔吐中枢が刺激された結果，迷走神経，交感神経，体性運動神経を介して起こる運動です．嘔気は同様の刺激によって起こるもののうち，嘔吐にまで至らないものとされます．嘔吐中枢への入力経路を考えると，嘔吐の原因がまとまります．

#### ① 大脳皮質からの入力

精神的，感情的な要因のほか，頭蓋内圧亢進や血管病変が嘔吐中枢を刺激します．必ずしも脳圧が高くなくても，脳室の拡大や伸展があると，機械受容器が刺激され，嘔吐中枢への入力となります．

#### ② 化学受容器引金帯からの入力

第４脳室底の最後野は脳血流関門がないので，血液や脳脊髄液中の催吐性物質から刺激を受けやすくなっています．代謝物や内分泌物質，薬物や毒素などが嘔吐を引き起こします．ジゴキシンやキサンチン誘導体などの，治療域と中毒域の近い薬剤は注意が必要です．

#### ③ 前庭器からの入力

半規管への刺激や，前庭器の病変で嘔吐中枢が刺激されます．ヒスタミン受容体やムスカリン受容体が関与しているので，前庭器が原因と考えられる嘔気・嘔吐では抗ヒスタミン薬が処方されるわけです．

#### ④ 末梢からの入力

咽頭，心臓，肝臓，消化管，腹膜，骨盤内臓器の機械受容器，もしくは化学受容器が刺激されると，迷走神経や交感神経，舌咽神経を介して嘔吐中枢が刺激されます．消化管の伸展は機械受容器を刺激し，嘔吐の原因となります．腸閉塞やイレウス，感染症などで蠕動が抑制されて腸管が拡張することも嘔吐につながります．

### ❷ 原因を考えた病歴聴取と適切な検査をする

**嘔吐中枢への４つの入力を考えながら病歴聴取と身体診察をしましょう．**頭蓋内圧亢進するような背景はないか，または頭蓋内圧亢進に伴うほかの症状はないか（頭痛，神経症状など），最後野を刺激するような物質の影響はないか，めまいなどの前庭症状はないか，消化管だけでなく，咽頭や心臓，肝臓，腹膜，骨盤内臓器の問題はないかということを念頭に病歴聴取と身体診察を行います．骨盤内臓器の問題は忘れられがちですが，妊娠可能年齢の女性で妊娠を考えること，若年男性で精巣捻転を考えることなども重要です．

**問題３の解答　ⓐ 精神的，感情的な要因では嘔吐は起こらない**

## 問題４：この患者さんにまず行うべき検査はどれか？

ⓐ 腹部エコー
ⓑ 頭部CT
ⓒ 腹部CT
ⓓ 心電図検査

## ● 問題４の解説：安易に“急性胃腸炎”としていないか？

どうしても嘔吐の原因として消化管に着目しがちですし，「牡蠣を食べた」と言われたら急性胃腸炎を考えたくなりますが，**基本的に急性胃腸炎は除外診断です．**それ以外の“ヤバイ”疾患をきちんと除外してください．今回は頭蓋内疾患を疑うには頭痛もないし神経症状も乏しい状況ですが，比較的高齢の人が嘔気と倦怠感を訴えてきた場合，虚血性心疾患は必ず考えておかねばなりません．胸部や左腕の痛み・不快感は心筋梗塞で典型的と考えられていますが，心筋梗塞患者の1/4～1/3は症状が非典型的であるか，症状が全くないとされます．急性冠症候群で入院した人のうち，8.4％には胸痛がなかったという報告もあります[3]．胸痛がなかった人で最も多かった主訴は呼吸困難で，発汗，嘔気・嘔吐，失神・前失神と続きます．急性冠症候群の100人に2人くらいは症状が嘔気・嘔吐のみなのです．女性，高齢（＞70歳），糖尿病，心不全患者は非典型的な症状を呈するハイリスクなので，こうした患者群では，特に見逃しに注意したいところです[4]．本症例で心電図検査を行ったところ，$V_2$～$V_4$でST上昇があり，心筋梗塞と考えられました．

**問題4の解答　ⓓ 心電図検査**

## 3 嘔気・嘔吐へのアプローチ

嘔気・嘔吐では，バイタルサインの異常に敏感になり，重篤な疾患を見逃さないような対応をしなくてはなりません．図に診断へのフローチャートを示します．

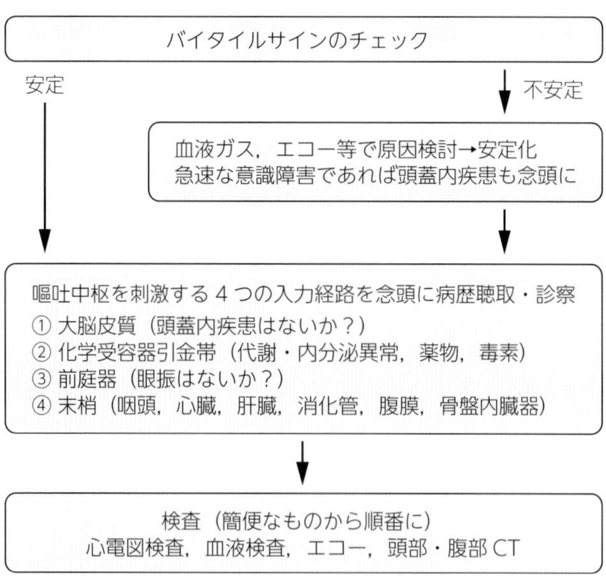


**図 嘔気・嘔吐へのアプローチ**

## 4 コンサルトのタイミング

バイタルサインに問題がある場合は，すぐに人を集めて対応しましょう．頭蓋内圧亢進や急性冠症候群は，病歴聴取・身体診察・検査を迅速に行い，ある程度診断が固まった時点で即時コンサルトするのが望ましいです．根治療法の遅れが予後悪化につながります．DKAについては，初期治療をしつつ誘因となった疾患がないか検索し，治療方針がある程度固まった時点でのコンサルトが望ましいと考えられます．そのほか，嘔気・嘔吐の原因については，治療方針が固まった時点か，方針に悩んだ時点で相談するのがよいと思われます．

## おわりに

嘔気・嘔吐の原因は多岐にわたります．"吐くほど多い"と言っても過言ではありません．緊急度と重症度を適切に判断しつつ，原因検索を行いましょう．緊急度の高いものを差し置いて，じっくり鑑別してはなりません．一方，骨盤内臓器が原因となる場合など，忘れられがちなこともありますので，緊急性を否定したら，しっかり原因を検討してください．

### 引用文献


1）Perera P, et al：The RUSH exam：Rapid Ultrasound in SHock in the evaluation of the critically lll. Emerg Med Clin North Am, 28：29-56, vii, 2010（PMID：19945597）

2）Kitabchi AE, et al：Hyperglycemic crises in adult patients with diabetes. Diabetes Care, 32：1335-1343, 2009（PMID：19564476）

3）Brieger D, et al：Acute coronary syndromes without chest pain, an underdiagnosed and undertreated high-risk group：insights from the Global Registry of Acute Coronary Events. Chest, 126：461-469, 2004（PMID：15302732）

4）Dorsch MF, et al：Poor prognosis of patients presenting with symptomatic myocardial infarction but without chest pain. Heart, 86：494-498, 2001（PMID：11602537）



Profile

**薬師寺泰匡**（Hiromasa Yakushiji）

薬師寺慈恵病院 副院長／岡山大学病院 高度救命救急センター


日本救急医学会救急科専門医，日本中毒学会クリニカルトキシコロジスト
地方の二次救急病院と，最重症患者の対応にあたる三次救命に身を置き，救急医療をさらに充実させようと頑張っています．一緒にやりたい人は岡山に集合！ VIVA ER！！

## 【Dr.坂本'sコラム②】食べてすぐ吐いたら中毒だ！

胃腸炎は救急外来で数多く経験しますが，それと同時に誤診の代名詞でもあります．胃腸炎だと思ったら心筋梗塞，胃腸炎だと思ったら腸閉塞，胃腸炎だと思ったら異所性妊娠などなど，経験したことがある人もいるかもしれません．胃腸炎を救急外来で診断する際には，① 嘔吐・腹痛・下痢の3症状あり，② 上から下の順に①の症状が出現，③ 摂取してからの時間経過が合致，という3点に注目するとよいでしょう[1]．実際には病初期に来院するがゆえに，3つの症状が揃っておらず，その場で確定できないことも多いですが，少なくともそのような症例では安易に診断しないこと，他疾患，特に誤診しやすい疾患を頭に入れて対応することが大切です．

嘔気・嘔吐，腹痛，下痢の3症状が順番に認められる場合には，胃腸炎の可能性は高くなりますが，もう1点，③の食事摂取と症状出現までのタイムラグも気にかけましょう．症状を早期に認める黄色ブドウ球菌によるものであっても食後30分以上，通常は数時間のタイムラグがあります．食べている最中から，または食後すぐに症状を認める場合には胃腸炎らしくなく，その場合には何らかの中毒を考える癖をもつとよいでしょう[2]．

頻度は高くはありませんが，毎年200人程度発生している植物性自然毒をここで頭に入れておきましょう．集団で発生すれば判断は容易ですが，そうではない場合には，鑑別に入れておかなければ診断はなかなかつけられません．誤食しやすい植物の代表的なものは表の通りです．私が勤務している千葉県でも，2019年3月に，ヒガンバナの葉をニラと誤って採取して味噌汁として食べ，嘔気・嘔吐の症状を認めた症例が発生しています[3]．インターネットで「植物性自然毒（都道府県名）」と検索し，周囲の発生状況を確認しておくとよいでしょう．厚生労働省のリスクプロファイルも一度目を通しておくとよいですよ[4]．　（坂本　壮）

**表　過去10年間の有毒植物による食中毒発生状況（平成21年～30年）**

| 植物名 | 間違えやすい植物の例（「自然毒のリスクプロファイル」より） | 事件数 | 患者数 | 死亡数 |
|---|---|---|---|---|
| スイセン | ニラ，ノビル，タマネギ | 48 | 180 | 1 |
| バイケイソウ | オオバギボウシ，ギョウジャニンニク | 16 | 33 | 0 |
| チョウセンアサガオ | ゴボウ，オクラ，モロヘイヤ，アシタバ，ゴマ | 16 | 39 | 0 |
| ジャガイモ | ※親芋で発芽しなかったイモ，光に当たって皮がうすい黄緑～緑色になったイモの表面の部分，芽が出てきたイモの芽および付け根部分などは食べない | 21 | 346 | 0 |
| クワズイモ | サトイモ | 13 | 26 | 0 |
| イヌサフラン | ギボウシ，ギョウジャニンニク，ジャガイモ，タマネギ | 13 | 19 | 8 |
| トリカブト | ニリンソウ，モミジガサ | 8 | 12 | 3 |
| コバイケイソウ | オオバギボウシ，ギョウジャニンニク | 5 | 13 | 0 |
| ヨウシュヤマゴボウ | ヤマゴボウ | 4 | 4 | 0 |
| ハシリドコロ | フキノトウ，ギボウシ | 3 | 8 | 0 |
| 観賞用ヒョウタン | ヒョウタン | 3 | 20 | 0 |
| アジサイ | ※アジサイの葉や花が料理の飾りに使われる場合がありますので要注意 | 1 | 5 | 0 |
| ドクゼリ | セリ | 1 | 4 | 0 |
| スノーフレーク | ニラ | 2 | 5 | 0 |
| テンナンショウ類 | トウモロコシ，タラノキの芽 | 0 | 0 | 0 |
| ジギタリス | コンフリー（現在，食用禁止） | 1 | 1 | 0 |
| その他（ベニバナインゲン，タマスダレ 等） | | 17 | 51 | 0 |
| 不明 | | 4 | 14 | 0 |
| 合計 | | 176 | 780 | 12 |

文献5より引用．

### 引用文献


1）坂本 壮：見逃せない救急・見逃さない救急 それって本当に胃腸炎？！ プライマリ・ケア：実践誌，4：17-21，2019
2）坂本 壮：誤食により中毒を起こしやすい植物性自然毒．INTENSIVIST，9：765-768，2017
3）千葉県健康福祉部衛生指導課：食中毒の発生について（平成31年3月14日）．2019 https://www.pref.chiba.lg.jp/eishi/press/2018/syokutyuudoku/h310314.html
4）厚生労働省 自然毒のリスクプロファイル：https://www.mhlw.go.jp/stf/seisakunitsuite/bunya/kenkou_iryou/shokuhin/syokuchu/poison/index.html
5）厚生労働省 有毒植物による食中毒に注意しましょう：https://www.mhlw.go.jp/stf/seisakunitsuite/bunya/kenkou_iryou/shokuhin/yuudoku/

# 意識障害

安藤裕貴

①まずはABCの安定化を最優先
②意識障害があることに気づくためには適切な評価が大切
③よくある意識障害の原因に対して標準的な対応をマスターしておく

## はじめに

意識障害は救急外来でよくある症状の1つです．救急搬送されてくるような重篤な意識障害であれば，誰でも意識が障害されている！ と気づくことができますが，ウォークインで来院する患者さんのなかに隠れた意識障害があることも多々あります．

意識障害は症状が派手なため，ついついそちらに目を奪われがちですが，気道（A）・呼吸（B）・循環（C）の安定化を優先させながら行うことに注意しましょう．ここでは，意識障害について押さえておきたい基本から応用まで問題を通して学んでいきたいと思います．

# 1 片麻痺の高齢者

**症例1**

78歳男性．普段より朝食の摂取量が少ないのを家族が見ていた．家族はその後出かけ，13時ごろ帰宅したところ，自宅内で倒れている患者を発見し，救急要請した．名前や生年月日は言えるが今日の日付は答えられず，救急室の中で今どこにいるか尋ねると「トイレ」と答える．呼びかけると開眼するが，そうでなければ閉眼している．明らかな左上下肢の麻痺があり，呂律がまわっていない．離握手には応じている．

**バイタルサイン**：血圧136/88 mmHg，心拍数65回/分，呼吸数 12回/分，$SpO_2$ 97％（room air），体温36.2℃．

**問題1：この患者のJCSで正しいのはどれか？**

ⓐ JCS 1　　ⓑ JCS 2

ⓒ JCS 3　　ⓓ JCS 10

ⓔ JCS 20

## ● 問題1の解説：JCSの解釈

意識障害の1問目はJCS（Japan Coma Scale）についての問題です（表1）．今更？と思う人もいるかもしれませんが，救急隊からの意識状態の申し送りはJCSでなされることが多々あるため，JCSについてきちんと理解していないと会話が成り立ちません．しかも，意識状態は救急隊の現場活動時点と，救急外来到着時点では異なっていることもあります．回復傾向にあるのか？悪化傾向にあるのか？の評価のみならず，**普段と比較して**どのように変化したかもイシキしておきましょう．

**表1** Japan Coma Scale（JCS）

| 大分類 | 小分類 | JCS |
|---|---|---|
| — | 意識清明 | 0 |
| 1桁<br>自発的に開眼，瞬き動作，または話をする | 意識清明のようだが，いまひとつはっきりしない | 1 |
| | 今は何月か，どこにいるのか，または周囲の者（看護師・家族）がわからない（見当識障害） | 2 |
| | 名前または生年月日など，不変的なものが言えない | 3 |
| 2桁<br>刺激を加えると開眼，離握手，または言葉で応じる | 呼びかけると開眼，離握手，または言葉で応じる | 10 |
| | 身体を揺さぶりながら呼びかけると開眼，離握手，または言葉で応じる | 20 |
| | 痛み刺激を加えながら呼びかけると開眼，離握手，または言葉で応じる | 30 |
| 3桁<br>痛み刺激を加えても開眼，離握手，言葉で応じない | 刺激部位に手を持ってくる | 100 |
| | 手足を動かしたり，顔をしかめる | 200 |
| | まったく反応しない | 300 |

JCSは1～3，10～30，100～300と9段階あるように思われていますが，意識清明な状態をJCS 0と表現することがあり，10段階あるといえます．JCS 0ではない状態には「普段と比べて様子がおかしい」，「ぐったりしている」という意識障害も含まれていますから，そういったハッキリしない状態も意識障害なのだ！と認知することが大切です．意識状態に変化があった場合には「JCS 0→JCS 10になった」などと診療録に記載すると，変化がわかりやすくなります．

本症例では正確でないものの日付や場所についての問いかけに答えているので一見するとJCS 2のようですが，呼びかけないと開眼しませんからJCSは10になります．

**問題1の解答　ⓓ JCS 10**

### 問題2 この患者のGCSで正しいのはどれか？

ⓐ GCS 14，E4V4M6　ⓑ GCS 14，E3V5M6
ⓒ GCS 14，E4V5M5　ⓓ GCS 13，E3V4M6
ⓔ GCS 13，E3V5M5

## ● 問題2の解説：GCSの解釈

次はGCS（Glasgow Coma Scale）での評価の問題です（**表2**）．「どうして意識障害の評価にJCSとGCSの2つがあるのだろう」と思ったことはありませんか？ 世界的には意識障害の評価に使われるのはGCSの方です．JCSは日本の脳外科医が脳ヘルニア徴候を評価するために開発されたといわれており，主に頭部外傷や脳血管障害の急性期の意識障害を評価する目的がありました．そのためそれ以外の意識障害の評価にあてはめるのは開発の本来の意図ではありません[1)]．しかし，とてもわかりやすいため広く普及しています．

ところがJCSは特に開眼しているか，していないかによってスコアが大きく変わってしまうため，例えばめまいで開眼できない人はたちまちJCS 10と評価されてしまいます．その点GCSは「E：開眼」，「V：言葉による応答」，「M：運動による最良の応答」と別々に評価し，その総合点で評価するため，評価者によってバラツキが出にくいのが便利な点です．

GCSもJCSと同様に，来院時点で評価を行い，治療による反応や経時的な変化があれば再評価を行うことが大切です．認知症の高齢者ではJCS 2，GCS 14（E4V4M6）が普段の意識レベルのことがあります．また難聴がある人は呼びかけへの反応が鈍いことがありますから，補聴器があっているか，耳垢塞栓が隠れていないかもチェックします．耳垢塞栓を解除すると著明に意識レベルが改善するなんてこともあります．

本症例では，呼びかけると開眼するためEの評価は3点．今日の日付は答えられず，救急室の中で今どこにいるか尋ねると「トイレ」と答えるのですから見当識障害がありVは4点．離握手には応じているため，Mは6点となります．合計は13点です．

**問題2の解答　ⓓ GCS 13，E3V4M6**

**表2** Glasgow Coma Scale（GCS）

| 大分類 | 小分類 | GCS |
|---|---|---|
| E：開眼<br>(eye opening) | 自発的に開眼 | E4 |
| | 呼びかけにより開眼 | E3 |
| | 痛み刺激により開眼 | E2 |
| | 開眼しない | E1 |
| V：言葉による応答<br>(verbal response) | 見当識あり | V5 |
| | 錯乱状態 | V4 |
| | 不適当な言語 | V3 |
| | 理解できない発声 | V2 |
| | 発声がみられない | V1 |
| M：運動による最良の応答<br>(best motor response) | 命令に従う | M6 |
| | 痛み刺激の部位に手足を持ってくる | M5 |
| | 四肢を屈曲する（痛み刺激から逃避するような屈曲） | M4 |
| | 四肢を屈曲する（四肢が異常屈曲位へ） | M3 |
| | 四肢を異常伸展する | M2 |
| | まったく動かさない | M1 |

各分類の合計点で評価．正常は15点満点，深昏睡は3点．

GCSの評価に慣れないなかでも，最も慣れが難しいのはVの評価でしょうか．V4かV5かは見当識障害の有無で判断できますが，単語だけの不適当な言語のV3，言っている意味が理解できないV2の評価の境界が難しいところです．私のオリジナルの覚え方ですが，V2をしっかり覚えるとよいです．もにょもにょと単語がハッキリせず，何を言っているのか意味が理解できないのがV2ですから「モニョ×2はV2」と2に注目して覚えます．

Mの評価は安心院康彦先生の考案したアジミ体操（図1）で覚えてしまいましょう．

**問題3：片麻痺の意識障害患者において，まず行うべきことは何か？**

ⓐ 頭部CT　ⓑ 頭部MRI
ⓒ 血糖値測定　ⓓ 12誘導心電図

## ● 問題3の解説：引っかかりやすいstroke mimics

### ❶ すべての脳卒中疑いは低血糖を否定するまで低血糖を除外してはならない！

片麻痺のある意識障害患者を診たら，まず何を考えるでしょうか．片麻痺＝脳卒中と思い込んでいると頭部画像検査をしたくなりますが，最初にするべきことは血糖値測定です．

実際は知っている以上に引っかかりやすいのですが，目の前に片麻痺の患者さんがいれば，誰しも脳卒中が気になるのは確かなところです．だからこそ救急外来に伝わる先達の格言に「**すべての脳卒中疑いは低血糖を否定するまで低血糖を除外してはならない！**」と

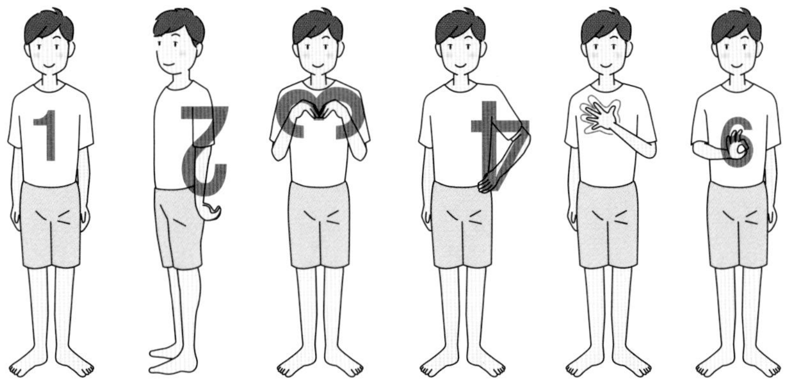


**図1** アジミ体操
文献2より作成.

いうものがあります〔「麻痺・しびれ」(pp.70〜81) も参照〕.

救急外来で，いわゆるstroke mimicsと呼ばれるものはおよそ30％あり[3]，脳卒中と思われた片麻痺のなかの4.2％が低血糖であったとも報告されています[4].

**問題3の解答　ⓒ 血糖値測定**

## ❷ "低血糖を診たら血糖補充" で終わらせない

低血糖であることがわかった場合はすみやかにブドウ糖を補充しましょう.

> **投与例**
> 50％ブドウ糖液20 mL×2本　静注
> 投与後30分，60分，2回の血糖測定を指示する

結果が低血糖であったことがわかると，われわれはどうも安心してしまいやすいところがありますが，さらに以下の3つのことを確認しましょう.

### ① ビタミンB1投与の判断

ビタミンB1はブドウ糖の代謝に必要です. そのため低血糖の治療としてブドウ糖を補充すると，ビタミンB1が消費されることになります. 低血糖になった原因がアルコール多飲や経口摂取不良などであった場合，すでにビタミンB1が欠乏していることがありますから，ブドウ糖の補充と合わせてビタミンB1投与が必要かを判断する必要があります〔→ビタミンB1欠乏のWerniche脳症については「Dr.坂本'sコラム③」(p.57) を参照〕.

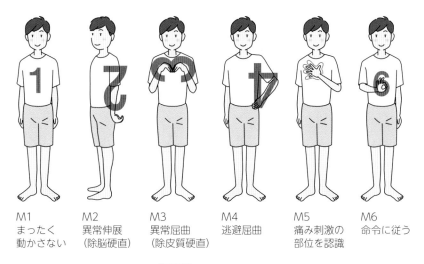

> **投与例**
> アリナミン®F 20 mL (フルスルチアミンとして100 mg) ×1〜2本　緩徐静注
> Werniche脳症を疑う場合は100 mL (500 mg) 静注し，その後1回100 mL (500 mg) 1日3回投与する

### ② 原因検索

糖尿病の背景のある患者さんの低血糖であれば，血糖降下薬の使用状況を確認することになります．血糖降下薬のなかでも比較的作用時間の長いSU薬や，持効型インスリンによる低血糖の場合は1泊入院するなど，ある程度長時間の経過観察が必要になります．

その他に低血糖の原因として妥当性の高いものがあるかを確認します．経口摂取不良であったり，胃切除後，妊娠悪阻，アルコール多飲がないかを確認します．

原因のよくわからない低血糖の場合は敗血症を鑑別疾患にあげて，血液培養を採取しておきましょう．また，シベンゾリンやトラマドールなどによる“薬剤性低血糖”の場合もあるため，内服歴も確認しましょう．原因がわからない低血糖は再発の危険性が高いと判断して，入院を考慮します．

さらに小児の低血糖では経口の第3世代セフェム系抗菌薬が使われていないかもチェックしましょう．経口の第3世代セフェム系抗菌薬のなかにはピボキシル基が側鎖としてついているものがあり，体内に取り込まれたピボキシル基が糖新生のトランスポーターであるカルニチンと結合して低カルニチン血症を起こし，その結果低血糖となることが危惧されています[5)]．

### ③ 血糖の推移

ブドウ糖を補充したあとは少なくとも2回は血糖値の推移をみましょう．30分後，60分後と院内の取り決めを確認しておきます．通常であれば30分後でも60分後でも補充されたブドウ糖が効いて，血糖値は高いままのはずです．

ところが，2回目の血糖測定のときに急激な低血糖を起こすか，十分な血糖値となっていないことがあります．その場合は低血糖となった原因が遷延していると考えるべきで，決して安全な状態ではないと認識しましょう．敗血症や副腎不全であったり，持効型インスリンの量が多かったりするケースがあります（インスリンを自殺目的に大量に皮下注射した，という症例もあるようです）．

低血糖と診断するためにはWhippleの3徴を満たす必要があります．

> **Whippleの3徴**
> ① 低血糖と矛盾しない症状
> ② 適切な方法で測定された血中グルコース濃度の低値
> ③ 血中グルコース濃度が上昇した際の症状の改善

つまり，血糖が上昇した際に症状が消失する必要があるのです．血糖値がなかなか安定しない，意識の改善が乏しいなどといった場合には，低血糖以外の原因検索も怠らないようにしましょう．

## 2 大量排便翌日の意識障害の高齢者

**症例2**

84歳女性．来院前日の夜，大量に軟便の排出あり．家族が呼びかけに応答が悪いのに気づき，様子がおかしいと救急外来をウォークインで受診した．患者は車椅子に乗った状態で診察室に入ったが，普段は自立歩行でき認知症も特にないとのことであった．排便はここ5日ほどなかった．軟便ではあったが水様便ではなかった．

**既往歴**：脂質異常症，便秘症．

**内服**：酸化マグネシウム．

**バイタルサイン**：GCS12 E3V4M5, 血圧74/46 mmHg, 心拍数77回/分, 呼吸数8回/分, $SpO_2$ 96％（酸素1 L/分 鼻カニューレ），体温36.1℃．

**身体所見**：全身状態やや脱力したような印象で座っている．手掌部がやや紅潮している．下腹部膨隆しており，膀胱内に尿貯留があったため導尿された．

**血液ガス検査**：pH 7.223, $PaCO_2$ 88.1 Torr, $PaO_2$ 105.0 Torr, $HCO_3$ 35.5 mEq/L, BE 4.8 mEq/L, Na 149 mEq/L, K 3.2 mEq/L, AGAP 16.2 mEq/L, Glu 116 mg/dL, Lac 4.29 mmol/L.

**問題4：この患者さんの意識障害の誘因となっているものはどれか？**

ⓐ 便秘　　ⓑ 下痢
ⓒ 普段のADL　　ⓓ 脂質異常症

### ● 問題4の解説：既往歴・内服歴に注目する

本症例で不思議な点はいくつかありますが，その1つが便秘症があり酸化マグネシウムが投与されているのにもかかわらず，便秘であったという点です．こういうことはよくあるといえば，よくありますが，治療が奏効していないともいえます．そのような高齢患者が徐呼吸で$CO_2$ナルコーシスとなっているだけでなく，全身脱力し，尿閉になっています．

全身の脱力が平滑筋弛緩状態とすると，便秘は麻痺性イレウス，$CO_2$ナルコーシスは呼吸筋障害（麻痺），尿閉も膀胱平滑筋麻痺と説明がつきそうです．

では，なぜ平滑筋弛緩状態となったか？ですが，与えられた情報から読みとれる範囲で最も関連があるのは便秘症に対する酸化マグネシウム投与です．つまり高マグネシウム血症が疑われることになります．

問題4の解答　ⓐ 便秘

## ❶ 高マグネシウム血症

マグネシウム製剤は1日あたり5,000 mgを超えて投与されると高マグネシウム血症によるマグネシウム中毒を起こすとされています[6)]が，一般的な緩下薬としての使用量（1日2,000 mgまで）は体内に吸収されにくいことから安全域として認識されています．しかし，一方でマグネシウムが腎排泄であることから，腎機能の悪い高齢者で高マグネシウム血症による死亡例が報告され近年注目されています[7, 8)]．腎機能が悪くなくとも腸管壊死などにより本来吸収されにくいはずのマグネシウム製剤が吸収され高マグネシウム血症が生じるとも報告されています[9)]．

高マグネシウム血症は多彩な症状をきたしますが，心停止をきたすことがあり注意が必要です（表3）．

## ❷ 薬剤性意識障害

意識障害の原因の1つに薬剤性の意識障害がありますが，睡眠薬によるオーバードーズや特殊な中毒以外にも，通常よく使用されている薬剤による意識障害があることを知っておかねばなりません．

意識障害の原因となった薬剤がわかっている場合は，処方薬，服薬量とタイミング，最高血中濃度到達時間（Tmax）と症状出現時間をチェックします．処方薬を調べるためにはお薬手帳が有用です．既往歴から内服していると考えられる薬剤を想起して，チェックすることも大切です．またサプリメントや漢方薬を飲んでいないかにも注意しましょう．中毒になっている可能性があれば胃洗浄など専門治療を要するかを判断します．原因薬剤がわからない場合はToxidromeが参考になります（表4）．

意識障害をきたしうる身近な薬剤はマグネシウムのほかに，骨粗鬆症の高齢者に投与されているビタミンD製剤，双極性障害で用いられるリチウム，気管支喘息に処方されるテオフィリンがあります（表5）．鑑別にあげるためには，これらの薬剤も意識障害の原因になりうるということを明確に知っておく必要があります．

**表3** 高マグネシウム血症の症状

| 血中マグネシウム濃度 | 臨床症状 |
|---|---|
| 4.8～7.2 mg/dL | 悪心，嘔吐，皮膚紅潮，頭痛，嗜眠，反射低下 |
| 7.2～12 mg/dL | 眠気，低カルシウム血症，低血圧，徐脈，深部腱反射消失，QT延長，心室内伝導遅延 |
| 12 mg/dL ＜ | 麻痺，昏睡，徐呼吸，房室ブロック，心停止 |

文献7より引用.

**表4** 薬剤ごとのToxidrome

| | 意識・精神状態 | 血圧 | 脈拍 | 体温 | 瞳孔 | 発汗 | その他の所見 |
|---|---|---|---|---|---|---|---|
| 抗コリン性薬 | 興奮・せん妄 | ↑ | ↑ | ↑ | ◉ | ↓ | 乾燥，皮膚紅潮，尿閉 |
| 覚醒剤，コカイン，LSD，PCP | 興奮 | ↑ | ↑ | ↑ | ◉ | ↑ | 振戦，痙攣 |
| SSRI | 興奮・錯乱 | ↑ | ↑ | ↑ | ◉ | ↑ | 振戦，反射亢進，ミオクローヌス，筋硬直 |
| コリン作動性薬 | 抑制 | ↑↓ | ↑↓ | ↓ | — | ↑ | 流延，流涙，失禁，下痢，気道分泌物増加，筋攣縮，麻痺 |
| 鎮静薬 | 抑制 | ↓ | ↓ | ↓ | — | — | 反射低下，運動失調 |
| エタノール | 抑制/興奮 | ↓ | ↓ | ↓ | — | — | 反射低下，運動失調 |
| オピオイド | 興奮・不安 | ↓ | ↓ | ↓ | ⊙ | — | 反射低下 |

↑：上昇　↓：低下　—：ほとんど変化なし　◉：散大　⊙：縮瞳
文献10より引用.
LSD：lysergic acid diethylamide（リゼルグ酸ジエチルアミド）
PCP：phencyclidine（フェンシクリジン）
SSRI：selective serotonin reuptake inhibitors（選択的セロトニン再取り込み阻害薬）

**表5** 意識障害をきたしうる身近な薬剤

| 薬剤 | 特徴 | 主な症状 | 備考 |
|---|---|---|---|
| マグネシウム | ・制酸薬や下剤として頻用<br>・腎機能障害のある人では注意（腎機能障害のない高マグネシウム血症の報告もあり） | 意識障害，ホットハンド，筋力低下，腱反射消失，呼吸筋障害による$CO_2$ナルコーシス | 原因不明の意識障害で，血中マグネシウム濃度を測定すると判明することがある |
| ビタミンD製剤 | ・骨粗鬆症や慢性腎不全に処方<br>・高カルシウム血症の原因として最多 | 意識障害，倦怠感，脱力感，易疲労感，食思不振，悪心嘔吐，便秘，血圧高値，QT延長 | 血中カルシウム濃度は補正したカルシウム濃度で考える |
| リチウム | ・双極性障害などに用いられる<br>・有効血中濃度の範囲が非常に狭く中毒症状を呈しやすい | 悪心嘔吐，下痢，口渇，振戦，筋緊張亢進，腱反射亢進，徐脈，血圧低下 | 長期内服によりリチウム誘発性腎性尿崩症を生じ，尿量の急激な増加で診断がつくことがある |
| テオフィリン | ・気管支喘息に対して処方<br>・治療域と中毒域が狭い | 振戦，動悸，頻脈，興奮状態などの興奮系の作用，悪心嘔吐，テオフィリン関連痙攣 | 内服歴がある場合には積極的に疑う |

文献10より引用.

## 3 肝性脳症患者さんの意識障害

**症例3**

55歳男性．ボーッとして反応が鈍いとのことで家族から救急要請があった．1カ月前から食事はほとんど摂取しておらず，毎日日本酒を5合以上飲んでいる．これまでに肝性脳症として何度も救急搬送歴がある．

**既往歴**：肝硬変．

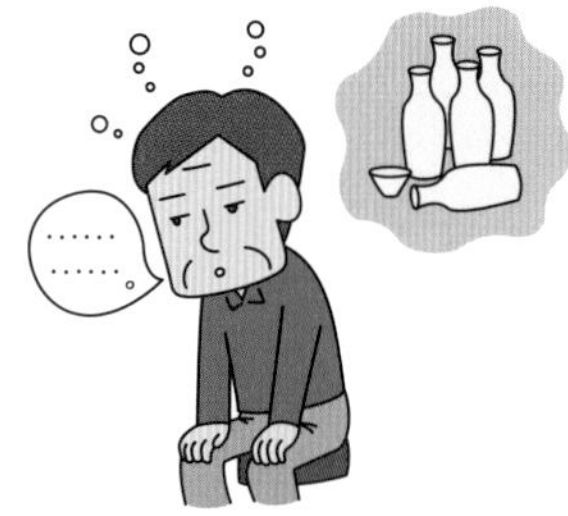

**問題5 肝性脳症を積極的に疑う血中アンモニア濃度の範囲はどれか？**

ⓐ 30 μg/dL以上　ⓑ 50 μg/dL以上
ⓒ 80 μg/dL以上　ⓓ 100 μg/dL以上
ⓔ 200 μg/dL以上

### ● 問題5の解説：血中アンモニア濃度をどう考える？

肝性脳症は肝硬変患者で窒素負荷（タンパク摂取量増加，高BUN血症）や代謝異常（低ナトリウム血症，低カリウム血症），ベンゾジアゼピン内服が誘因となって発症する意識障害です．意識障害の程度が非常に浅いレベルから昏睡まであるため，初期症状にはなかなか気づかないことがあります．

この問題では肝性脳症を積極的に疑う血中アンモニア濃度を問われています．実は高アンモニア血症は肝性脳症を疑う材料にはなりますが，肝性脳症に対する感度は37.5％，特異度は66.7％といわれ[11]，高アンモニア血症だけでは確定診断ができません．実際に痙攣発作のあとに血中アンモニア濃度が高いことがあるためと考えられています．

一方で肝性脳症の昏睡度と血中アンモニア濃度には傾向があるため（図2），およそ200 μg/dLを超えていた場合には積極的に疑う材料となりえます．

問題5の解答　ⓔ 200 μg/dL以上

#### ● 肝性脳症の鑑別疾患

肝性脳症の鑑別疾患はかなり多くなります．その程度はさまざまですので，特に見つけにくい意識障害の原因として以下の4つをあげておきましょう．

### ① 慢性硬膜下血腫

高齢者は脳の萎縮のために脳溝が深いため，血腫ができてもある程度大きくならないと症状が出ないことがあります．また非常に緩徐に症状が出現するため，発症に気づきにくいという点で肝性脳症と似ています．逆に，画像上慢性硬膜下血腫を認めても，脳表面の皺がきちんと見えていれば意識障害の原因とは考えにくくなります．

### ② アルコール離脱せん妄・Wernicke脳症

アルコール関連ということで肝性脳症とオーバーラップしているところがありますが，アルコール離脱からどれくらい時間が経過しているのか，食事摂取ができなくなってからどれくらい経っているのかを聴取することが大切です．せん妄というと興奮系の状態を想像しがちですが，鎮静しているせん妄もあることを覚えておきましょう．

### ③ NCSE

原因不明の意識障害において非痙攣性のてんかん発作であるNCSE（nonconvulsive status epilepticus：非痙攣性てんかん重積状態）は押さえておきたいところです．種々の検査の末に原因がわからない場合に脳波を測定するという方法でNCSEに気づくことがあります．

### ④ 尿路感染症

腸内細菌のなかでもウレアーゼ産生菌による尿路感染症では，ウレアーゼのために尿素が還元されてアンモニアとなり高アンモニア血症となることがあります．アルカリ尿であるため尿pH＞8.0の場合に疑いますが，これに気づかず血中アンモニア高値だけで肝性脳症と間違われることがあり注意が必要です．

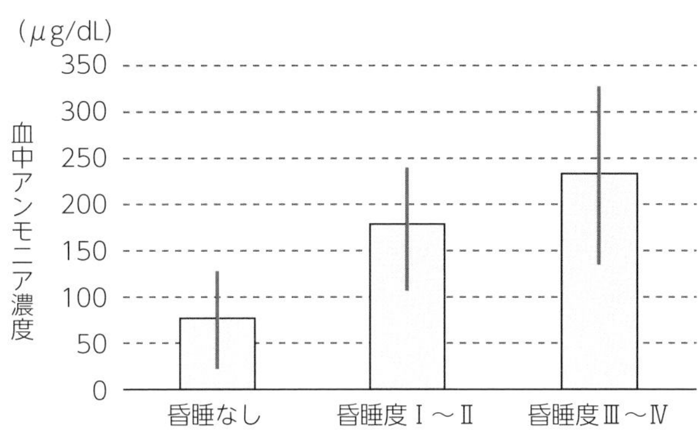


**図2 肝性脳症の昏睡度と血中アンモニア濃度**
文献11より作成．

## 4 意識障害へのアプローチ

### 1）低血糖の場合（図3）

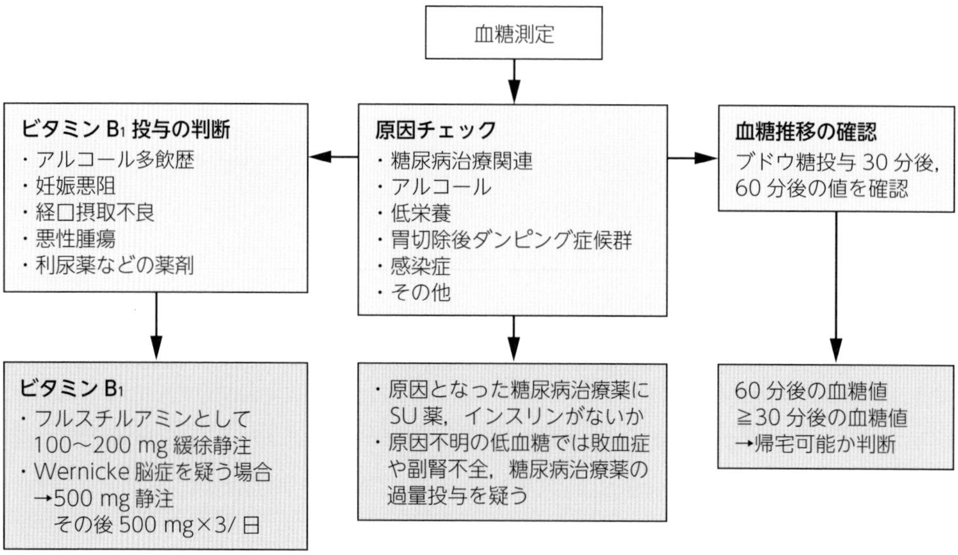


**図3 低血糖へのアプローチ**
文献10より作成．

### 2）薬剤性意識障害の場合（図4）

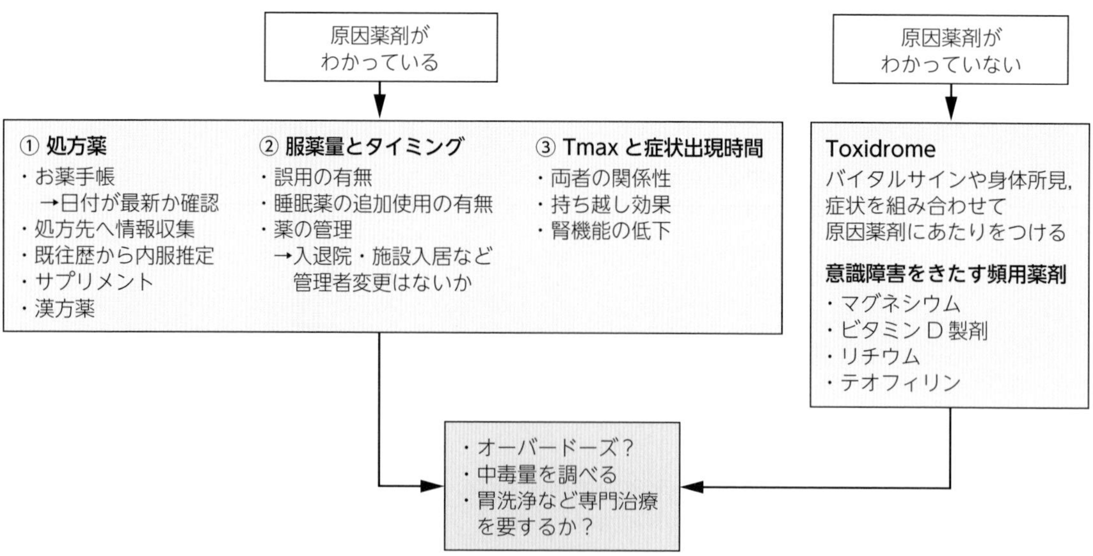


**図4 薬剤性意識障害へのアプローチ**
文献10より作成．

### 3）肝性脳症の場合（図5）

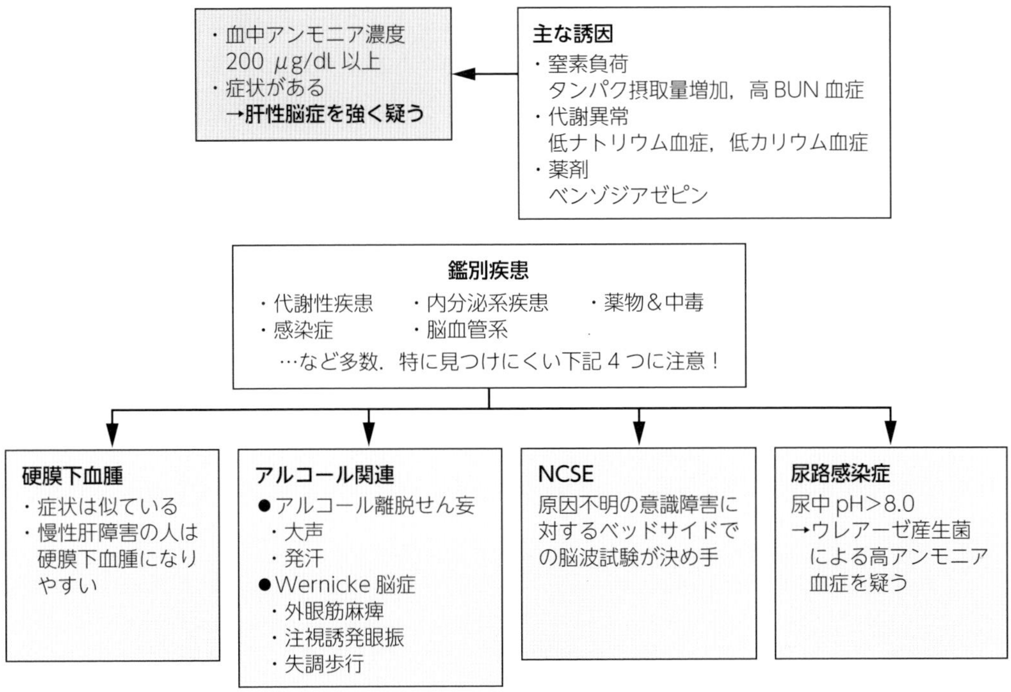

・血中アンモニア濃度
200 μg/dL 以上
・症状がある
→肝性脳症を強く疑う
主な誘因
・窒素負荷
タンパク摂取量増加，高 BUN 血症
・代謝異常
低ナトリウム血症，低カリウム血症
・薬剤
ベンゾジアゼピン
鑑別疾患
・代謝性疾患
・内分泌系疾患
・薬物＆中毒
・感染症
・脳血管系
…など多数．特に見つけにくい下記 4 つに注意！
硬膜下血腫
・症状は似ている
・慢性肝障害の人は
硬膜下血腫になり
やすい
アルコール関連
●アルコール離脱せん妄
・大声
・発汗
●Wernicke 脳症
・外眼筋麻痺
・注視誘発眼振
・失調歩行
NCSE
原因不明の意識障害に
対するベッドサイドで
の脳波試験が決め手
尿路感染症
尿中 pH>8.0
→ウレアーゼ産生菌
による高アンモニア
血症を疑う


**図5** 肝性脳症へのアプローチ
文献10より作成．

## 5 コンサルトのタイミング

### 1）低血糖

低血糖が遷延していたり，ブドウ糖補充に反応しない場合はコンサルトをして入院を考慮する必要があります．

### 2）薬剤性意識障害

意識状態の回復には薬物の半減期や除去の方法が関連してくるため，全身状態が安定化した段階で入院先にコンサルトを行います．

### 3）肝性脳症

意識障害によって体動困難であれば入院が必要です．その際，消化器内科に入院となるか他の診療科に入院となるかは病院によって違うことがありますので確認が必要です．

## おわりに

意識障害の原因は非常に多いため，原因究明までを数多く経験することと，よくある原因について標準的な対処法をマスターしておくことが大切です．足りない知識を補うために，私と本特集編者の坂本先生との共著である「あなたも名医！意識障害」[10] を推薦しておきます．

### 引用文献


1）髙橋千晶，奥寺 敬：新しいスケール：Emergency Coma Scaleの開発の経緯と有用性の検討について．日本交通科学学会誌，16：3-8，2017

2）安心院康彦，他：最良運動反応（Best motor response）の視覚的記憶法 —病院前救護でのGlasgow Coma Scaleの普及を目指して—．プレホスピタル・ケア，21：1-3，2008

3）Erbguth F：[Stroke Mimics and Stroke Chameleons：Differential Diagnosis of Stroke]. Fortschr Neurol Psychiatr, 85：747-764, 2017（PMID：29212096）

4）Yoshino T, et al：A case of hypoglycemic hemiparesis and literature review. Ups J Med Sci, 117：347-351, 2012（PMID：22247979）

5）Abrahamsson K, et al：Effect of short-term treatment with pivalic acid containing antibiotics on serum carnitine concentration--a risk irrespective of age. Biochem Mol Med, 55：77-79, 1995（PMID：7551831）

6）Kutsal E, et al：Severe hypermagnesemia as a result of excessive cathartic ingestion in a child without renal failure. Pediatr Emerg Care, 23：570-572, 2007（PMID：17726419）

7）Onishi S & Yoshino S：Cathartic-induced fatal hypermagnesemia in the elderly. Intern Med, 45：207-210, 2006（PMID：16543690）

8）Weisinger JR & Bellorín-Font E：Magnesium and phosphorus. Lancet, 352：391-396, 1998（PMID：9717944）

9）Van Hook JW：Endocrine crises. Hypermagnesemia. Crit Care Clin, 7：215-223, 1991（PMID：2007216）

10）「jmedmook61 あなたも名医！意識障害」（坂本 壮，安藤裕貴／著），日本医事新報社，2019

11）Arora S, et al：Myth：interpretation of a single ammonia level in patients with chronic liver disease can confirm or rule out hepatic encephalopathy. CJEM, 8：433-435, 2006（PMID：17209493）



Profile

**安藤裕貴**（Hirotaka Ando）

一宮西病院 総合救急部 救急科


北米型救急医として新しい価値を生み出すためには，医師が医師らしくあることを辞めるというのが持論．臨床だけやっていたらいい，知識や技術がありさえすれば何をやってもいいという時代はすでに終わった価値観です．患者さん目線で世界一fan/funの多い救急外来をめざしています．

### 【Dr. 坂本'sコラム③】Wernicke脳症は酒飲みの専売特許じゃない！

Wernicke脳症と聞くと，誰もがアルコール多飲患者を頭に思い描かれると思いますが，必ずしもそうとは限りません．また逆に，アルコール性肝硬変患者などアルコール多飲患者が意識障害を呈していると低血糖や肝性脳症，Wernicke脳症を想起しますが，その他の意識障害の原因が存在することも少なくありません．アルコール性ケトアシドーシス（alcohol ketoacidosis：AKA），細菌性髄膜炎，特発性細菌性腹膜炎，頭部外傷，薬剤性など多岐にわたります．

Wernicke脳症はビタミン$B_1$欠乏が主たる原因ですが，ビタミン$B_1$が欠乏してしまうアルコール多飲以外の原因をご存じでしょうか？ **表**にあるように原因はさまざまで，明らかな栄養不足が示唆される場合には忘れず対応できても，長らくブドウ糖の点滴のみで管理されていた症例や，徐々に食事摂取量が低下している高齢者が利尿薬内服している場合などは，意外と見逃されているのではないでしょうか．

目の前の患者さんにブドウ糖を投与する必要があると認識したら，常にビタミン$B_1$の補充の必要性を考慮し，迷ったら投与開始するのがよいでしょう．ビタミン$B_1$は副作用もほぼなく安価で投与しやすいですから．

ちなみに，高齢者の心不全症例でもビタミン$B_1$欠乏は考えておくとよいでしょう．食事はとっていても，年とともに食べる量が減少しているなか，利尿薬など薬剤はきちんと内服しているという患者さんはたくさんいます．心不全の既往がある患者さんが下腿浮腫，呼吸困難で来院すると，どうしても服薬の問題，塩分の問題と考えがちですが，利尿薬内服に伴うビタミン$B_1$欠乏の結果の心不全（脚気心：wet beriberi）ということもあるのです．（坂本 壮）

#### 引用文献

1） Yuen T So：Wernicke encephalopathy. UpToDate, 2019

**表 ビタミン$B_1$欠乏のリスク**

| | |
|---|---|
| アルコール依存症 | 消化管の手術後 |
| 低栄養 | 利尿薬使用 |
| 神経性食思不振症 | 悪性腫瘍 |
| 妊娠悪阻 | 移植後 |
| 長期の経静脈栄養 | HIV |

文献1より作成．

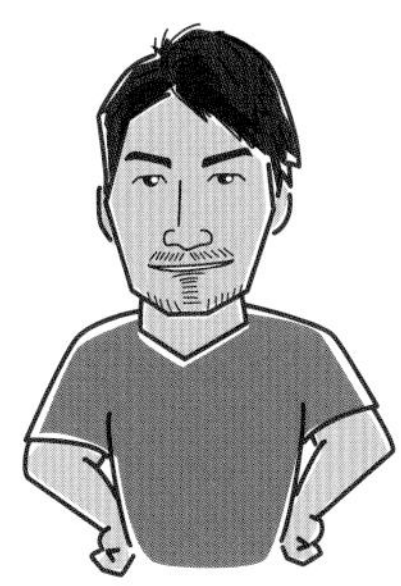

# 意識消失（失神，痙攣）・軽症頭部外傷

坂本　壮

①病歴聴取が最重要！ポイントを絞って危険なサインを見逃すな！

②痙攣は発作時の所見が超大事！ 目撃者に“らしさ”を見積もる病歴聴取を！

③外傷患者は受傷機転を意識せよ！ 背景に意識消失があるかもしれない？！

## はじめに

救急外来で出合う頻度の高い症候である意識消失は，見た目の重症度に騙され軽視しがちです．失神，痙攣ともに原因を意識しなければ対応を誤ってしまいます．また，意識消失の結果，頭部外傷などの外傷を伴うことも少なくありません．この稿では，軽症頭部外傷に潜む意識消失のポイントを整理しておきましょう．

## 1 軽症頭部外傷の高齢女性

**症例1**

85歳女性が帰宅途中の路上で転倒し救急搬送となった．

**バイタルサイン**：意識清明，血圧120/88 mmHg，心拍数64回/分，呼吸数14回/分，$SpO_2$ 97％（room air），体温36.1℃，瞳孔径2.5/2.5 mm，対光反射 ＋/＋．

側頭部に軽度腫脹を認めるが，縫合が必要な傷はなく，止血は得られている．後頸部の圧痛もなく独歩可能である．

**問題1：軽症頭部外傷患者において，まず行うべきことは何か？**

ⓐ 傷の処置
ⓑ 心電図
ⓒ 頭部CT
ⓓ 受傷機転を中心とした病歴聴取

## ● 問題1の解説：受傷原因は何か？

どれも大切なことですが，まず確認すべきはⓓでしょう．外傷患者を診る際，バイタルサインが不安定な場合には原因検索よりも細胞外液や輸血の投与，止血などの処置を先に行うべきですが，安定していて急を要さない場合には，その外傷が何らかの疾患や症候の結果である可能性を考え対応する必要があります．**「外傷患者を診る場合には受傷原因を必ず意識する」**，これが大切です．段差につまずき転倒しただけなのか，失神や痙攣の結果，頭部打撲を認めたのかで，対応が全く異なります．失神患者の17％に外傷を伴っていたという本邦からの報告もあり，内因性疾患の関与は決して少なくないのです[1]．

この患者さんは，何かにつまずいたわけでもなく転倒したようです．目撃した通行人が呼びかけたところ，数十秒後には普段通りとなりました．**失神**が今回の転倒の真の原因であることが示唆されます．

失神が原因なのであれば心電図をまず行うべきなのではないか，と思う読者もいるかもしれませんね．確かに心電図は失神患者にとって必須の検査ではありますが，とりあえず心電図を行っても診断はつきません．失神患者において初診時に心電図で異常がみつかるのは数％程度なのです．そもそも失神なのかを確認することが先決です．

**問題1の解答　ⓓ 受傷機転を中心とした病歴聴取**

## ● 軽症頭部外傷患者に対するCTの適応

頭部外傷に対して頭部CTは必須の検査かというと，そんなことはありません．日本はCT大国で，研修医の先生が働いている施設ではほぼ間違いなくCTが迅速に撮影可能でしょう．しかし，被曝や費用（読影料含め1回約5,000円）の問題があり，また環境が変わればCTが撮影できないこともあります．「撮影できるから撮影する」というのは理解できないことではありませんが，きちんと適応を理解することが必須です．

Canadian CT Head Rule（CCHR）という，頭部CTの適応を判断するclinical decision rule（CDR）を頭に入れておくことをお勧めします．**表1**の項目を評価し該当する場合には頭蓋内損傷の可能性があり，精査のためCTを撮影します．注意点は以下の3点です．

### ① 対象患者

受傷時に意識障害，意識消失，健忘などを認めた症例が対象であり，滑って転倒し意識は失っていない患者さんでCCHRを用いるのはオーバーということになります．そのような患者さんに対しても，CTを撮影しないという判断をするのにCCHRは有効であったと

**表1** 軽症頭部外傷患者に対する頭部CTの適応：CCHR

| 臨床所見（1つでも満たせば頭部CTを撮影） |
|---|
| 受傷2時間後のGCS < 15 |
| 頭蓋骨開放骨折または陥没骨折を疑う |
| 頭蓋底骨折を疑う所見あり |
| 2回以上の嘔吐 |
| 65歳以上 |
| 受傷以前30分間以上の健忘 |
| 危険な受傷機転 |

**除外患者**
- 抗凝固薬使用中
- 痙攣
- 妊婦

臨床的に重要な脳損傷に対し

| | |
|---|---|
| 感度 | 98.4％ |
| 特異度 | 49.6％ |

文献3より引用.

いう報告もありますが，それは当たり前でしょう．この報告で特記すべきは，該当項目として最も多く当てはまった項目は年齢であり，また抗凝固薬内服中の患者さんであっても有用であったということです．つまり，意識障害や意識消失，健忘を認めず，年齢のみ該当する場合や，抗凝固薬を内服しているとしてもCCHRに該当しない場合には，緊急頭部CTは不要といえるでしょう[2]．

### ② 除外患者

抗凝固薬を内服している患者，痙攣を認めた患者，妊婦は対象から除外されています．患者背景，病歴をきちんと確認しましょう．

### ③ 時間経過

受傷時間から受診までの時間を意識しましょう．CCHRは，発症24時間以内が適応です．受傷後まもなく来院した患者さんと，前日に転倒した患者さんでは対応が異なります．時間が経過しているにもかかわらず，症状の悪化がなく全身状態が良好なのであれば頭部CTの必要度はぐっと下がるでしょう．

CDRは1つの基準です．「なんとなく大丈夫そう」では困るため評価項目を整理する意味でも有用なツールではありますが，項目を見てわかるとおり，高齢者であれば全例頭部CTの適応となってしまいます．やみくもに使用するものではありません．

**頭部よりも頸部：常に首を意識せよ！！！**

外傷患者において，“首を意識する”ことは必須です．本症例のように，意識が清明な場合には後頸部の圧痛を確認すればよいでしょう．ERで注意すべきは，意識障害を認める場合です．初療時において頸部を保護するべき患者は表2の通りです．意識障害以外に，他部位の強い痛み（圧迫骨折や大腿骨近位部骨折が代表的）を認める場合にも頸部損傷が隠れている可能性を考え必ず頸部を保護することを意識しておきましょう．

**表2** 頸椎保護の適応

| |
|---|
| ① 頸部痛（自覚，他覚） |
| ② 神経学的異常所見 |
| ③ 意識障害 |
| ④ アルコール・中毒 |
| ⑤ 注意をそらすような他部位の激痛<br>(distracting painful injury) |
| ⑥ 鎖骨より頭側の外傷がある場合 |
| ⑦ 受傷機転<br>(急速な加減速による外傷，追突，墜落，ダイビング) |

**問題2：失神に関して誤っているものはどれか？**

ⓐ 瞬間的な意識消失発作であり，外傷を伴うことが少なくない
ⓑ 頭蓋内疾患が失神の原因となりうることはない
ⓒ 原因を同定するためには，病歴が非常に大切である
ⓓ てんかんの鑑別疾患として，失神を考える必要がある

## ● 問題2の解説：失神の原因は何か？

### ❶ 失神の定義とは？

皆さんは「失神とは？」と質問され適切に回答できるでしょうか？ ① 瞬間的な意識消失発作で，② 姿勢保持が困難となり崩れ落ち，③ 横になり脳血流が回復することですみやかに症状の改善が認められる，これが失神です．そのため，防御の姿勢をとることができないことも多く，頭部や顔面の外傷，さらには高齢者では胸腰椎圧迫骨折や大腿骨頸部骨折を認めることもあります（ⓐは正しい）．また，てんかんと診断されている患者のなかに，実は不整脈などに代表される失神の患者が含まれていることがあります（ⓓは正しい）．詳しくは後述の**症例2**のなかで解説します．

失神の原因は多岐にわたりますが，**表3**のように大きくは3種類にわかれます．このなかで最も重篤な転帰となりうるのが心血管性失神であり，HEARTS（**表4**）に代表される疾患は必ず評価する必要があります．

### ❷ 失神患者に必要な検査は？

失神の原因検索のために最も重要な検査は心電図とされています．これは本邦の循環器学会だけでなく，欧米のガイドラインにおいても同様ですが，結果の解釈にはいくつかの注意点があります．

まず，徐脈性の不整脈など心原性失神の鑑別には心電図が必須ではありますが，失神患者は診察時には意識状態は普段通りへ改善していることから，明らかな心電図変化が来院

時に認められる可能性は低いのです．つまり，診察時に心電図変化がなければ不整脈が原因の可能性は低い，とはいえないわけです．そこで重要なのが病歴ということになります（ⓒは正しい）．心原性失神を示唆する所見を必ず確認し，検査のオーダー，結果の解釈を行う必要があるのです（これについては**問題3**で解説します）．

失神の原因は，一般的には脳よりも心臓にあります．失神は，“脳血流が低下”することで引き起こされるものですので，脳卒中のような，一般的に血圧が高くなる病態では引き起こされません．しかし，唯一の例外がくも膜下出血です（ⓑは誤りで，**問題2**の正解）．くも膜下出血の10％程度は失神を主訴に来院することを覚えておきましょう．いくつかの機序が考えられていますが，主には痛みによる反射性失神，カテコラミン産生に伴う不整脈が原因とされています．このくも膜下出血を含め，心血管性失神として見逃してはいけない失神の原因をHEARTSとして覚えておくとよいでしょう．

なお，椎骨脳底動脈系の一過性脳虚血発作（transient ischemic attack：TIA）も失神を起こしえますが，その際は神経脱落症状を伴います．

**問題2の解答　ⓑ 頭蓋内疾患が失神の原因となりうることはない**

**表3 失神の分類と鑑別診断**

| 分類 | | 鑑別疾患 |
|---|---|---|
| 心血管性失神 | 不整脈 | 徐脈/頻脈性不整脈，薬剤性不整脈 |
| | 器質的心疾患 | 大動脈弁狭窄症，閉塞性肥大型心筋症，大動脈解離，肺血栓塞栓症など |
| | その他 | くも膜下出血，腹部大動脈瘤切迫破裂など |
| 起立性低血圧 | 一次性自律神経障害 | 自室神経障害，Parkinson病など |
| | 二次性自律神経障害 | 糖尿病，尿毒症，アルコール性など |
| | 薬剤性起立性低血圧 | アルコール，降圧薬，利尿薬など |
| | 循環血液量低下 | 出血，下痢，嘔吐など |
| 反射性失神 | 血管迷走神経反射 | 精神的ストレス（恐怖，疼痛など） |
| | 状況失神 | 排尿，排便，咳嗽，食後 |
| | 頸動脈洞症候群 | ひげ剃り，きつめの襟元など |

文献4より作成．

**表4 心血管性失神：HEARTS**

| | | |
|---|---|---|
| H | heart attack（AMI） | 急性心筋梗塞 |
| E | embolism（pulmonary thromboembolism） | 肺血栓塞栓症 |
| A | aortic dissection | 大動脈解離 |
| | abdominal aortic aneurysm | 腹部大動脈瘤切迫破裂 |
| | aortic stenosis | 大動脈弁狭窄症 |
| R | rhythm disturbance | 不整脈 |
| T | tachycardia（VT） | 心室頻拍 |
| S | subarachnoid hemorrhage | くも膜下出血 |

文献5より作成．

**問題3：心血管性失神（心原性失神＋くも膜下出血）らしい所見として誤っているものはどれか？**

ⓐ 仰臥位での失神　ⓑ 痛みを訴えた後の失神

ⓒ 複数回くり返す失神　ⓓ 動悸が先行する失神

## ● 問題3の解説：心血管性失神を見逃すな！

失神のなかでも特に注意が必要なのが心血管性失神です．これを見逃してしまうと患者さんの予後はぐっと悪くなってしまいます．

心原性失神の特徴的な所見は複数ありますが，最低限EGSYS（evaluation of guidelines in syncope study，**表5**）の項目を覚えましょう．仰向けで気を失うということは起立性要素がない状態での失神ですから心原性らしいわけです．不整脈として動悸は納得ですよね（ⓐ，ⓓは正しい）．その他，心疾患を指摘されている場合や，家族が若いときに心疾患を患っている，突然死しているなどの病歴も大切です．

くも膜下出血や大動脈解離，肺血栓塞栓症もそれぞれ約10％は失神を主訴に来院します．そのため，失神前に頭痛，頸部痛を認めれば積極的にくも膜下出血を，頸部痛や胸痛，背部痛を認める場合には大動脈解離を考えましょう（ⓑは正しい）．呼吸困難を訴えた場合には肺血栓塞栓症が疑われますね．これらは意識して聞かなければ見落とします．軽症頭部外傷患者さんに対して深部静脈血栓症（deep vein thrombosis：DVT）の有無を評価するために下肢を観察している研修医は少ないのではないでしょうか（DVT→肺血栓塞栓症→失神→頭部外傷）．

失神の回数は，絶対的なものではありませんが，何回もくり返している場合には反射性失神の可能性が高いです．特に若年のときからであれば，よりそれらしくなります（ⓒが誤りで，**問題3**の正解）．もちろん，数回の失神で，**表5**に該当する項目があるようであればそちらを優先し精査します．

**表5 心原性失神の特徴：EGSYS score**

| | |
|---|---|
| 動悸が先行する失神 | 4点 |
| 心疾患の既往 and/or 心電図異常指摘 | 3点 |
| 労作中の失神 | 3点 |
| 仰臥位での失神 | 2点 |
| 増悪因子・環境因子＊1 | －1点 |
| 自律神経系の前駆症状＊2 | －1点 |

3点以上で感度95％．

＊1：気温，混雑した場所，長時間の立位，恐怖や疼痛，感情

＊2：嘔気，嘔吐

文献6より引用．

問題3の解答　ⓒ 複数回くり返す失神

## 2 自宅で倒れていた若年男性

**症例2**

24歳男性が自宅のソファーで横たわり倒れているところを帰宅した母親が発見し救急要請.

**救急隊到着時のバイタルサイン**：意識 JCS 30，血圧134/84 mmHg，心拍数90回/分，呼吸数18回/分，$SpO_2$ 96％（room air），体温36.5℃，瞳孔径3.0/3.5 mm，対光反射＋/＋.

母親の話によると，救急車を呼んでから徐々に反応がみられるようになっている．発見した際には，右手が背中の下に入り込むようにして倒れていた.

病院到着時には意識はさらに改善傾向にあった.

### ● てんかんを正しく理解しているか？

突然ですが，てんかんとは何でしょうか．てんかん診療ガイドライン2018では，「てんかんとは，てんかん性発作を引き起こす持続性素因を特徴とする脳の障害である．すなわち，慢性の脳の病気で，大脳の神経細胞が過剰に興奮するために，脳の発作性の症状が反復性に起こる．発作は突然に起こり，普通とは異なる身体症状や意識，運動および感覚の変化などが生じる．明らかな痙攣があればてんかんの可能性は高い」と定義されます[7)]．さらに，てんかんの鑑別として第一にあげられているのが"失神"です．これがどういうことがわかりますか？ 要は"てんかん"と診断されている患者のなかに，実は不整脈などによる失神患者が含まれているということです（convulsive syncope[※1]）.

ここではまず，**てんかんはくり返す病気であり，一度の痙攣でてんかんという診断をつけることは原則できない**と覚えておきましょう．ERにおいて，痙攣患者を診る際，以前にも同様の病歴があり，病名として「てんかん」とついている患者であれば，その痙攣はてんかんであることが多いでしょう．しかし，初発の痙攣を診ることも多く，その場合には，安易に"てんかん"，または"てんかんの疑い"とするのではなく，急性症候性発作[※2]ではないか，頭蓋内疾患以外の原因があるのではないか，さらには，原因が大きく異なるため失神による痙攣（convulsive syncope）ではないかと常に意識して対応することが重要です．脳血流が低下することによる失神の結果として引き起こされた痙攣患者に，ジアゼパムやロラゼパムなどの薬を使用すると，痙攣は止まるかもしれませんが，呼吸，さらには心臓も停止しかねません．「なぜ痙攣したのか？」とまず考えることを意識しておきましょう.

※1：convulsive syncope
“痙攣”と聞くと，「てんかんかも？」と思ってしまいがちですが，そうではありません．てんかんに代表される脳疾患を考えるのは間違いではありませんが，急性症候性発作や，失神後しばらく脳血流が戻らないと痙攣するということを覚えておきましょう．吐下血に伴う出血性ショックなどが代表的です．
※2：急性症候性発作
急性症候性発作とは，急性全身性疾患，急性代謝性疾患（低血糖など），急性中毒性疾患，急性中枢神経疾患（感染症，脳卒中，頭部外傷，急性アルコール中毒，急性アルコール離脱など）と時間的に密接に関連して起こる発作と定義されます[8]．

**問題4：以下のうち，てんかんによる痙攣らしい病歴はどれか？**
ⓐ 痙攣中，閉眼している
ⓑ 違和感のある姿勢で倒れている
ⓒ 痙攣の持続時間が数秒である
ⓓ 舌先端の舌咬傷を認める

## ● 問題4の解説：てんかんによる痙攣

皆さん，痙攣を目の前で見たことがあるでしょうか．典型的なてんかんの痙攣を目撃したことがあれば判断は容易ですが，痙攣患者を受け入れても病着時には止まっていることも多く，痙攣患者は診たことがあっても，実際の痙攣を目撃したことのある人は少ないかもしれません．

てんかんによる痙攣と失神に伴う痙攣を区別するには，historical criteria（**表6**）が参考になります．てんかんによる痙攣の多くは，脳の左or右どちらからかの部分発作が全般化したものであり，左上肢や右下肢などの片側からはじまり，それがその後全身に広がり

**表6** historical criteria

| 評価項目（≧1点：痙攣，＜1点：失神） | 点数 |
|---|---|
| 舌咬傷 | 2点 |
| 混迷，異常体位，四肢の痙攣様運動 | 1点 |
| 情動的ストレスを伴う意識消失 | 1点 |
| 発作後昏睡 | 1点 |
| 意識消失中に頭部が片方に引っ張られる | 1点 |
| déjà-vuなどの前駆症状 | 1点 |
| 失神感 | －2点 |
| 長時間の坐位・立位での意識消失 | －2点 |
| 発作前の発汗 | －2点 |

| | |
|---|---|
| 感度 | 94％ |
| 特異度 | 94％ |

文献9より引用．

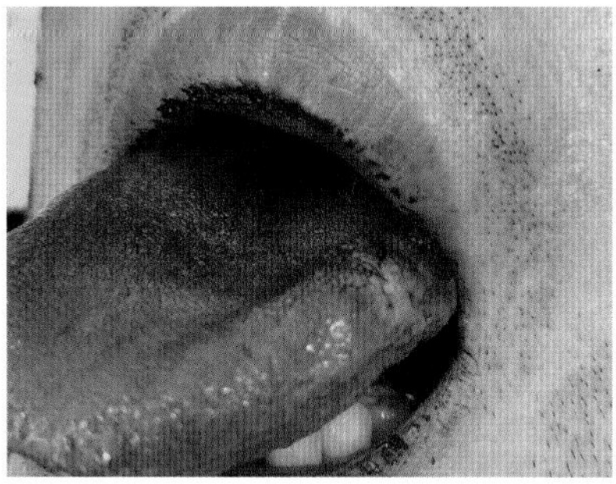

図 てんかんによる痙攣の舌咬傷

ます．つまり痙攣のはじまりには左右差があるわけです．そのため，舌咬傷は左右どちらか側面（図）に認められます（先端の場合には失神や心因性を疑うためⓓは誤り）．片側に引っ張られるようにして倒れるため，発見時の姿勢も失神のように素直ではなく，変な姿勢（異常体位）となります．肩の脱臼を認めることもあり，通常肩関節脱臼は前方脱臼ですが，後方脱臼をみたら痙攣の関与を考えましょう（ⓑが正解）．

てんかんによる痙攣の持続時間はおおよそ40秒程度で，ほとんどが2分を超えないといわれています．それに対して失神による（脳血流低下による）痙攣は数秒程度で治まります（ⓒは誤り）[10, 11]．

てんかんとの鑑別として心因性発作があげられます．その昔ヒステリーと呼ばれていたものです．ERでも若年～中年女性が頑なに目をつむり，首をイヤイヤするように四肢もばたつかせているのが典型的です．てんかんによる痙攣時は開眼していることが大半で，首を横に振るようなことはありません（ⓐは誤り）．

**問題4の解答　ⓑ 違和感のある姿勢で倒れている**

**問題5：てんかんと確定診断する際に，必須の検査はどれか？**

ⓐ 頭部CT　ⓑ 腰椎穿刺
ⓒ 頭部MRI　ⓓ 脳波

## ● 問題5の解説：てんかんの確定診断

ERにおいてどのような患者さんでてんかんを疑うかは**問題4**で理解できたと思います．それでは診断を確定させるためにはどのような検査が必要でしょうか．

患者さんの年齢，認める症状や経過から必須の検査は多少異なるものの，脳波はどのような患者さんであっても必須の検査です．てんかん患者だとしても脳波施行時に必ずてんかん波を認めるとは限りません．実際に一度の脳波で診断できるのは30％程度です．疑ったら検査をくり返し，または刺激を与えての評価，睡眠時，長い時間かけて脳波を施行することもあります．細かなことはここでは割愛しますが，脳波が重要であることは覚えておいてください．

ERではてんかんを以前に指摘され抗てんかん薬を内服している，という患者さんもしばしば来院します．この際必ず確認してほしいことがあります．それが『脳波は施行しましたか？』ということです．原因が精査されずに一度の痙攣で“てんかんの疑い”となっている患者さんをときに経験します．**痙攣の原因がてんかんとは限らないことは前述の通りであり，さらに必須の検査である脳波が施行されていない場合には診断そのものが不確かなものとなります．**てんかん以外に片頭痛，喘息，Ménière病，自律神経失調症など，診断のためには症状をくり返していること，必須の検査で除外すべき疾患が否定されていること，診断するための精査が行われていることを確認すべき疾患はERではしばしば遭遇します．患者さんの訴えに耳を傾けることは大切ですが，なんでもかんでも鵜呑みにしてはいけません．

**問題5の解答　ⓓ 脳波**

## 3 意識消失へのアプローチ

病歴がきわめて大切です．失神なのか痙攣なのかを，発症様式や身体所見から疑い“らしさ”を評価します．失神であれば心血管性失神を中心とした危険な失神のリスク評価を，痙攣であれば，てんかんなのか否かを発作時の状態やバイタルサインから評価し対応します．詳しくは「意識障害」（pp.43～57）担当の安藤裕貴先生と私の共著「あなたも名医！意識障害」[12]で（笑）．

## 4 コンサルトのタイミング

### 1）軽症頭部外傷患者

受傷機転を必ず確認し画像（主に頭部CT）の必要性を判断してからコンサルトしましょう．「CT必要ですか？」というアセスメントのないコンサルトはNGです．

### 2）失神患者

不整脈や消化管出血など，初療の段階で明らかな原因が判明したらその段階でコンサルトしましょう．

診察時には症状がなく明らかな原因がわからない場合はリスク評価を意識して対応します．主に心血管性失神か否かを評価し，“らしい”と判断したら原則その場で循環器医（くも膜下出血の場合は脳神経外科医）へコンサルトするべきでしょう．

## 3）痙攣患者

痙攣が持続している場合には，その時点でスタッフを集めましょう．なぜなら気道の確保やルートの確保，薬剤の準備など人手がかかります．そのうえで，バイタルサインを評価し，ショックや不整脈など脳血流低下による失神に伴う痙攣（convulsive syncope）でないかを確認していきます．

見た目では痙攣が止まっている場合には，まずはバイタルサインを確認し，不安定でなければ原因検索を進めていけばよいでしょう．

### 引用文献


1）Hori S：Diagnosis of patients with syncope in emergency medicine. Keio J Med, 43：185-191, 1994（PMID：7861688）

2）Davey K, et al：Application of the Canadian Computed Tomography Head Rule to Patients With Minimal Head Injury. Ann Emerg Med, 72：342-350, 2018（PMID：29753518）

3）Stiell IG, et al：The Canadian CT Head Rule for patients with minor head injury. Lancet, 357：1391-1396, 2001（PMID：11356436）

4）Brignole M, et al：2018 ESC Guidelines for the diagnosis and management of syncope. Eur Heart J, 39：1883-1948, 2018（PMID：29562304）

5）「救急外来 ただいま診断中！」（坂本 壮／著），中外医学社，2015

6）Del Rosso A, et al：Clinical predictors of cardiac syncope at initial evaluation in patients referred urgently to a general hospital：the EGSYS score. Heart, 94：1620-1626, 2008（PMID：18519550）

7）「てんかん診療ガイドライン 2018」（日本神経学会／監，「てんかん診療ガイドライン」作成委員会／編），医学書院，2018

8）Guidelines for epidemiologic studies on epilepsy. Commission on Epidemiology and Prognosis, International League Against Epilepsy. Epilepsia, 34：592-596, 1993（PMID：8330566）

9）Sheldon R, et al：Historical criteria that distinguish syncope from seizures. J Am Coll Cardiol, 40：142-148, 2002（PMID：12103268）

10）Shmuely S, et al：Differentiating motor phenomena in tilt-induced syncope and convulsive seizures. Neurology, 90：e1339-e1346, 2018（PMID：29549227）

11）Wieling W, et al：Symptoms and signs of syncope: a review of the link between physiology and clinical clues. Brain, 132：2630-2642, 2009（PMID：19587129）

12）「jmedmook61 あなたも名医！意識障害」（坂本 壮，安藤裕貴／著），日本医事新報社，2019



Profile

**坂本　壮**（So Sakamoto）

総合病院国保旭中央病院 救急救命科 医長／臨床研修センター 副センター長


皆さん，今の研修に満足していますか？ 悩みはありませんか？ 全国数十カ所の研修医と毎年かかわりますが，皆抱えている問題はおおむね同じです．焦りもあるかもしれませんが，目の前の症例を1例1例考え対応すれば必ず成長します．不安なことなどあればいつでも連絡を！（⇒ sounet2@gmail.com）

**【Dr.坂本'sコラム④】痙攣の原因は頭蓋内疾患とは限らない！**

痙攣している患者さんを診るとどうしても頭蓋内疾患によるものを考え，ジアゼパム（セルシン®，ホリゾン®），やロラゼパム（ロラピタ®）を使用したくなりますが，原因は多岐にわたります．そのなかでも，convulsive syncopeは常に意識して対応するようにしましょう．

convulsive syncopeとは，不整脈など心由来の脳血流低下に伴う痙攣です[1]．判断が難しい場合もありますが，一般的には左右対称性の痙攣で，閉眼していることが多いでしょう．それに対して，てんかんなど頭蓋内疾患による痙攣の場合には，片側からはじまる痙攣で，痙攣時は開眼しています．

痙攣患者を診たら，まずは脈を触知し，意識以外のバイタルサインがおおむね安定していることを確認できれば，前述の薬を使用しすみやかに痙攣を止めましょう．血圧が低いなど，脳血流が低下しているサインを認める場合には，薬剤投与の前に，臥位にし下肢を挙上する，細胞外液の点滴を行うなど，血圧を上げるための処置を施すことが必要です．

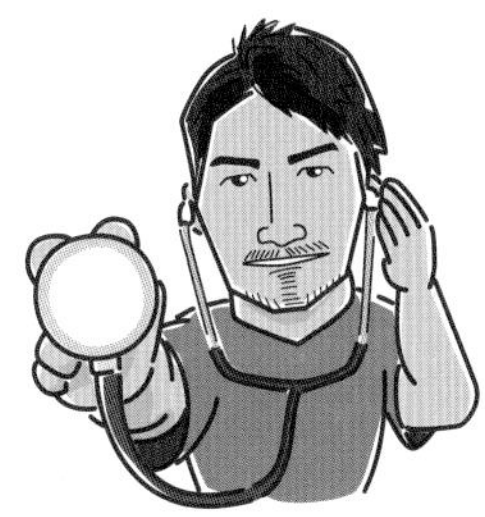

てんかんと病名がついていても，10％程度は不整脈に伴う痙攣が含まれているといわれます．てんかんという既往があったとしても，本当にてんかんなのか，convulsive syncopeではないかと，その都度確認する癖をつけましょう．痙攣の鑑別には常に失神をあげ対応するのです[2]．　（坂本　壮）

**引用文献**


1）Passman R, et al：Clinical spectrum and prevalence of neurologic events provoked by tilt table testing. Arch Intern Med, 163：1945-1948, 2003（PMID：12963568）
2）Gavvala JR & Schuele SU：New-Onset Seizure in Adults and Adolescents：A Review. JAMA, 316：2657-2668, 2016（PMID：28027373）

# 麻痺・しびれ

北井勇也

①時間を意識して治療介入の好機を逸しない
②脳梗塞の診断・治療は迅速かつ慎重に行う
③診断につながる証拠集めを怠らない

## 1　左片麻痺の高齢女性

**症例1**

82歳女性．朝7時頃にベッド上で動けなくなっているところを家族に発見され，すぐに救急要請．

**バイタルサイン**：意識レベル JCS3，血圧176/88 mmHg，心拍数68回/分・整，呼吸数20回/分，$SpO_2$ 96%（room air），体温36.3℃，瞳孔径3.0/3.0 mm，対光反射 ＋/＋，右共同偏視・左片麻痺あり．

家族の話では，前日19時に夕飯を食べ，21時頃には就寝した．そのときは普段通りだった．

**問題1：脳卒中を疑う患者において，確認しておくべき情報は何か？**

ⓐ 患者発見時刻　ⓑ 最終健常確認時刻
ⓒ 最終飲食時刻　ⓓ 救急要請時刻

## ● 問題1の解説：治療の選択に必要な情報は何か？

麻痺をきたした患者さんでまず思い浮かべる疾患が脳卒中でしょう．脳卒中の診断・治療は，"Time is brain"といわれるように時間との勝負です．来院からの目標時間もあり，患者さんの初期評価・安定化を10分以内，的を絞った神経診察・情報収集を25分以内，画像評価を45分以内に行うことが求められます[1)]．脳梗塞であれば，血栓溶解療法〔recombinant tissue-type plasminogen activator：rt-PA（アルテプラーゼ）〕・血栓回収療法が治療の選択肢となり，適応は**発症からどれくらいの時間が経過しているか**で決まります（発症から4.5時間以内であればrt-PAが治療の選択肢となります．血栓回収療法については議論が続いています）．勘違いしやすいですが，ⓐの患者発見時刻ではありません．

発症時刻の定義は以下のようになっています[2)]．

① 患者自身，あるいは症状出現時に目撃した人が報告した時刻
② 患者が無症状であることが最後に確認された時刻（最終健常確認時刻）

①が理想ですが，誰かが発症の瞬間を見ていないといけません．患者さんは意識障害や失語などで正確に時刻を回答できない場合があるので，その時には②となります．救急隊が情報を得ていることが多いのでしっかりと確認しましょう．情報が得られていなければ，発見者や家族，普段患者さんとかかわりがありそうな人に連絡して，いつまで普段通りだったか確認する努力が必要です．それだけ重要な情報なのです．最終健常確認時刻が前日の寝る前で，本症例のように起床時に麻痺が認識された場合や，発症時刻が不明の場合でも，MRIでDWI-FLAIRミスマッチ[※1]が陽性であれば発症から4.5時間以内である可能性が高くrt-PA適応となる場合もあるので，やはり急ぐ必要があります[3)]．

**問題1の解答　ⓑ 最終健常確認時刻**

この患者さんの最終健常確認時刻は受診前日の21時となります．

**※1：DWI-FLAIRミスマッチ**
MRIの拡散強調画像DWI（diffusion weighted imaging）は超急性期の脳虚血を検出できる条件で，FLAIR（fluid-attenuated inversion recovery）は発症から時間が経過するにつれて虚血を検出することができる条件です．DWIで高信号かつFLAIRで信号変化がない（ミスマッチがある）ことが，発症から4.5時間以内であることを示唆しています．

**ここがポイント**
最後に普段通りであった時刻が治療選択の基準となる．

## ● 麻痺の患者さんにどうアプローチするか

麻痺の患者さんに出会ったら，まず以下の4点に焦点をあてて原因を探っていきましょう．

### ① 発症様式：sudden，acute，gradual

sudden，acuteな発症様式はほかの症候と同様，「詰まる」「裂ける」「破れる」病態を示唆します．外傷の関与の有無も確認します．

### ② focal（局在性）かnon-focal（非局在性）か

一側性か両側性か，上肢か下肢か，顔面を含むかどうかを確認し，責任部位を脳・脊髄・末梢神経・筋など解剖学的に考えていきます．解剖学的に説明できそうになければ，non-focalな麻痺として感染症や薬剤性，代謝性などの原因を考えていきます．

### ③ 具体的な「麻痺」の症状

部位の同定に加えて，どんな動作・行動が新たにできなくなってしまったのかを詳細に聴取しましょう．特に，脳梗塞の既往などですでに麻痺がある場合には，後遺症によるものか新規発症の症状なのかを区別する必要があります．

### ④ 随伴症状，バイタルサイン

意識障害，頭痛，頸部痛，腰痛，膀胱直腸障害などの症状も責任部位を絞り込む手がかりとなります．また，同じような症状であっても，バイタルサインによって想定すべき疾患も大きく変わってきます．

**問題2：本症例で優先順位が最も高い検査はどれか？**

ⓐ 頭部CT　　ⓑ 頭部MRI
ⓒ 血糖値　　ⓓ 心電図

## ● 問題2の解説：CT前に全症例でチェックすべきこと

脳卒中を疑った場合にはNIHSS（National Institute of Health Stroke Scale）を評価しましょう．リストの項目順に評価して合計点数をつけます．最高42点で，点数が高いほど症状が重篤です（詳しくは成書に譲ります）．

さて，問題に戻りましょう．選択肢にあげた項目はどれも必要な検査になりますが，有名な格言に『脳卒中を疑った場合には，ブドウ糖液を投与するまで脳卒中と診断するな』[4]というものがあります．臨床の場では忘れがちで，足元をすくわれることが本当にあります．救急搬送された場合には複数人で対応することが多いので忘れにくいですが，walk-inで来院して自分1人で対応しているときはすっかり頭から抜けてしまう，なんてこともあります．ほとんどの施設の救急外来で血液ガスや簡易血糖測定器を用いての血糖測定が可能だと思います．rt-PAの適応時間内ぎりぎりの場合は急いで画像検査に行きたいところですが，CTへ行く準備をしつつ血糖値をチェックしましょう．脳は低血糖状態が30～60分間続くと，不可逆的な障害が起こるともいわれている[5]ので，いち早く低血糖を認識し，補正しなくてはなりません．

ところで，糖尿病の既往がない，経口血糖降下薬の内服もない，インスリン注射の使用もない人は，血糖測定を省くことができるでしょうか．そんなことはありません．糖尿病

**表1 非糖尿病患者の低血糖の原因**

| 分類 | 鑑別 |
|---|---|
| 臓器不全 | 心不全，腎不全，肝不全 |
| ホルモン | 欠乏：コルチゾール，グルカゴン，アドレナリン<br>過剰：インスリン，インスリン受容体抗体，反応性低血糖 |
| 腫瘍 | IGF-Ⅱ分泌腫瘍，インスリン分泌腫瘍 |
| 術後合併症 | 胃吻合 |
| 薬物 | インスリン，SU薬，メグリチニド<br>アルコール，シベンゾリン，グルカゴン<br>インドメタシン，ペンタミジン<br>キニン，IGF-Ⅰ，リチウム，サリチル酸 |
| その他 | 敗血症，外傷，熱傷，低栄養 |

文献6より作成.
IGF：insulin-like growth factor（インスリン様成長因子）

患者以外でも，低血糖になりうるのです[6]．非糖尿病患者の低血糖の原因を**表1**にまとめています．これらすべての情報を頭部CTへ行く前に得ることは不可能に近いので，全症例で血糖値チェックをし，数値を声に出してほかのメンバーと共有しましょう〔「**意識障害**」(pp.43～57) も参照〕.

**問題2の解答　ⓒ 血糖値**

この患者さんの血糖値は130 mg/dLと低血糖はありませんでした.

**ここがポイント**

**脳卒中を疑ったら全例血糖値チェックし，皆で共有しよう**

**問題3：本症例で確認しておくべき随伴症状はどれか？**

ⓐ 痛みの有無　　ⓑ 食欲の有無
ⓒ 皮疹の有無　　ⓓ 咳嗽の有無

## ● 問題3の解説：本当に“ただの”脳卒中か？

実は，急性期脳梗塞患者の1～2％はStanford A型の急性大動脈解離が原因の脳梗塞といわれています[7]．決して少ない数ではありません．腕頭動脈から総頸動脈へと解離が及ぶことが多いので，本症例のような左片麻痺の患者さんではとりわけ大動脈解離を念頭におかなければなりません．ただし，発語が困難な場合や，意識障害によって症状をうまく聞き出せない場合もあります．解離から発症した脳梗塞患者のうち，胸背部痛を訴えていたのは48％という報告[8]もあるので，症状の有無だけでは判断できません．血圧の左右差は

**表2** 脳梗塞合併のStanford A型急性大動脈解離の検査の特徴

| | 感度(%) | 特異度(%) | PPV(%) | NPV(%) | AUC |
|---|---|---|---|---|---|
| 上肢の収縮期血圧の左右差≧17 mmHg | 80 | 75 | 9 | 99 | 0.82 |
| D-dimer≧4.1 μg/mL | 100 | 86 | 18 | 100 | 0.97 |
| 胸部X線で上縦隔胸郭比≧0.32 | 75 | 76 | 9 | 99 | 0.80 |
| 頸動脈エコーで総頸動脈解離または血流閉塞 | 84 | 99 | 80 | 100 | 0.92 |
| 経胸壁心エコーで心嚢液貯留 | 43 | 100 | 83 | 98 | 0.72 |

AUC：area under the curve，NPV：negative predictive value（陰性適中率），PPV：positive predictive value（陽性適中率）
文献8より引用.

よく知られていますが，脳梗塞が疑われる患者さんで右上腕の収縮期血圧が110 mmHg以下（感度100％，特異度95.4％）であることが急性大動脈解離の合併を強く示唆します[8)]．**表2**に大動脈解離に脳梗塞を合併している場合の検査の特徴をまとめています[8)]．

大動脈解離の診断のgold standardは造影CTです．疑わしい場合には，頭部CTのあとに追加しなければなりません．D-dimer上昇も有用ですが，検査結果が出るまでには時間がかかるため，結果を待ってからでは遅いでしょう．「まあ，解離は大丈夫だろう」と安易に考えてはいけません．実際に本邦でも，胸部大動脈解離を合併していた脳梗塞の患者さんにrt-PAを投与し，死亡に至った症例の報告[9)]もあるのです．胸背部痛以外では頸部痛も重要で，椎骨動脈解離や脊髄硬膜外血腫も鑑別にあがってきます．一見すると脳卒中だが実は別の疾患が原因で「脳卒中っぽく」見えているだけということがあり，それらは“stroke mimics”と呼ばれています．「脳卒中だ！」と思ったら「stroke mimicsかもしれないぞ！」と疑ってみましょう[10)]（**表3**）．

**問題3の解答　ⓐ 痛みの有無**

**ここがピットフォール**

stroke mimicsにだまされるな！！！

画像評価まで終わったら，rt-PA療法適正治療指針のチェックリストを用いて適応外項目・慎重投与項目の最終確認をします[2)]．該当項目がなければrt-PAのよい適応です．体重によって投与量が決まるので体重測定も行います．慎重投与に該当する場合には，専門医と利益・不利益を検討し，利益が上回る場合には患者本人もしくは家族に説明し同意が得られればrt-PA投与となります．ここまでを来院から60分以内かつ，発症から4.5時間以内にやらなければなりません．まさに，時間との勝負と言っても過言ではないでしょう．

**表3** stroke mimicsの鑑別診断

| |
|---|
| てんかん発作 |
| 片頭痛 |
| 低血糖 |
| 急性大動脈解離 |
| 失神 |
| 敗血症 |
| 薬物中毒 |
| 急性アルコール中毒 |
| 脳腫瘍 |
| 肝性脳症 |
| 脊髄硬膜外血腫 |
| 末梢神経障害 |

文献10より作成.

## 2 一過性の「しびれ」を訴える高齢男性

### 症例2

76歳男性が，居間でテレビを観ているときに，突然右上肢のしびれを自覚した．1時間ほど様子をみているうちに症状は消失したが，気になったために救急外来を独歩で受診．

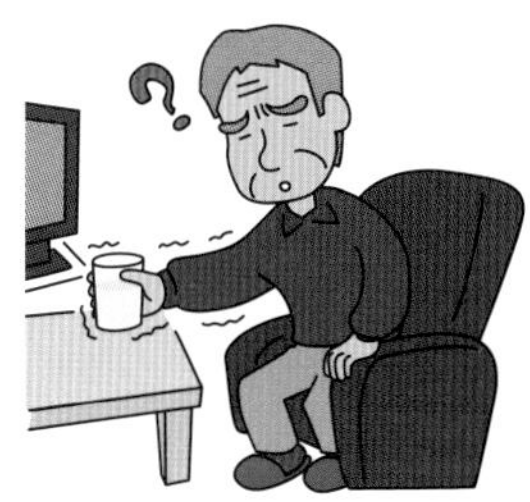

**バイタルサイン**：意識清明，血圧152/94 mmHg，心拍数66回/分，呼吸数14回/分，$SpO_2$ 96％（room air），体温37.2℃，瞳孔径4.0/4.0 mm，対光反射 ＋/＋．

このような症状ははじめてであり，今はいたって普段通りの状態である．

### ●"しびれ"とは何か？ を考える

一言に"しびれ"と言っても，多種多様な症状が含まれています．患者さんは感覚障害から運動麻痺まで幅広い症状を"しびれ"と表現することがあり，その原因も多岐にわたります．麻痺の場合と同様に，どんな症状かを具体的に聞き出すことが鑑別診断を考えていく第一歩となります．

この患者さんは，ソファーに腰かけてテレビを観ながら目の前のコップを手にしたときに手全体が鈍い感じがして，触っている感覚がしなかったようです．この病歴を追加で聴取できると，一過性脳虚血発作（transient ischemic attacks：TIA）※2が鑑別の上位にあがってくるのではないでしょうか．

※2：一過性脳虚血発作（TIA）

TIAは，「急性梗塞を伴わない，局所的な脳，脊髄または網膜の虚血による一過性の神経学的機能障害」と定義されます．たいていは1時間以内で症状が消失しますが，たとえ症状が消失していたとしてもMRIで新規梗塞巣を認める場合は脳梗塞の診断になります．症状がなくとも脳梗塞になっていることもあるのです．

**問題4：TIAに特徴的なものはどれか？**

ⓐ 嘔気，発汗，顔面蒼白，尿意，便意などを認めることが多い
ⓑ 若年者にも比較的多くみられる
ⓒ 舌咬傷や筋肉痛を伴う
ⓓ 発症から症状ピークまで数分以内

## ● 問題4の解説：TIAにもmimicsがある

正解の選択肢を選べることも大切ですが，ほかの選択肢が何の疾患の特徴なのかも押さえておかなければなりません．なぜなら，stroke mimics同様，TIA mimicsもあるからです．ⓐは失神の特徴，ⓒは痙攣の特徴，ⓑはその両方の特徴になります．失神も痙攣もTIA mimicsの1つです．これらは来院時には症状がなくなっていることがほとんどなので，病歴聴取・目撃情報収集が大切です．患者本人・目撃者・発見者・救急隊からの情報が診断への糸口となります．家族以外の目撃者や発見者は病院に来ていないことがほとんどです．連絡先がわかる場合には，直接電話して話を聞きましょう．手間も時間もかかりそうですが，病歴がよくわからずいろいろな鑑別を除外できないまま闇雲に検査だけを積み重ねていくよりはよほど効率的なことです．

TIAの症状の特徴としては，運動・感覚（視覚・聴覚含む）の**脱落症状（negative symptoms）**がメインとなります[11]．眼前暗黒感，言語障害，感覚鈍麻，運動麻痺の症状があったかどうかを聞き出しましょう．一方で，痙攣や片頭痛は中枢神経細胞の興奮によって起こる痛み，異常感覚，四肢がガクガク動くといった症状（positive symptoms）がメインとなります．このように，ある疾患に対して，らしい/らしくない情報を集めて鑑別していきましょう．

**問題4の解答　ⓓ 発症から症状ピークまで数分以内**

**ここがポイント**

**TIAは脱落症状に注目せよ！**

**問題5：TIAと診断した後の適切な対応はどれか？**
ⓐ 専門医に入院の相談
ⓑ 翌日の専門外来受診を指示
ⓒ 症状をくり返すようなら受診を指示
ⓓ 患者さんの希望に委ねる

## ● 問題5の解説：TIAのdisposition

ここの対応は施設ごとでさまざまかと思いますが，原則としてTIAは脳梗塞に準じた対応をする必要があります．なぜなら，TIA発症から24時間以内は脳梗塞へ移行するhigh riskな時間帯なのです．発症48時間以内の再発予防のために，アスピリン160～300 mg/日の投薬が強く勧められています．心房細動を認めるなど心原性が示唆された場合には，非ビタミンK阻害経口抗凝固薬もしくはワルファリンでの抗凝固療法が推奨されます．出血のリスク評価を行い，患者背景に応じた抗凝固薬の選択が必要になりますが，詳しくは成書に譲ります．TIAと診断した場合，もしくはTIAの可能性が最後まで除外できない場合には，治療介入なしにⓑ ⓒの対応ではいけないのです．もちろん，患者さんに脳梗塞になる危険性が高い状態であることをしっかり説明し，同意を得てからの入院の相談になりますが，単にⓓのような投げやりな方針決定ではいけません．

さて，TIAを起こした患者さんのうち，どんな患者さんが脳梗塞に移行しやすいのでしょうか．それを判断する材料として，$ABCD^2$ score（**表4**）を活用することをお勧めします[12)]．ただしこのスコアは，リスク評価ツールであってTIAの診断ツールではないこと，**初回TIA患者を対象にしている**ことを忘れてはいけません．スコア3点以下の低リスクであったとしても，MRIでの拡散強調画像で病変陽性例，心房細動合併症例，頸動脈・頭蓋内動脈の50％以上狭窄病変合併症例では，4点以上の症例と比較して90日後の脳梗塞発症リスクに差がないという報告[13)]もあるため，スコアリングだけでなく画像診断も踏まえてのマネージメントが必要です．画像評価も含めた$ABCD^3$-I scoreというものもありますが，病歴上疑わしい場合には専門医の判断を仰いだ方がよいでしょう．

**問題5の解答　ⓐ 専門医に入院の相談**

**表4** TIA後の脳梗塞発症リスク評価：ABCD$^2$ score

| 項目 | | 点数 |
|---|---|---|
| A：age | 60歳以上 | No：0点　Yes：+1点 |
| B：blood pressure | 収縮期血圧140 mmHg以上<br>もしくは<br>拡張期血圧90 mmHg以上 | No：0点　Yes：+1点 |
| C：clinical features | 片側の脱力 | +2点 |
| | 脱力を伴わない発語障害 | +1点 |
| | その他の症状 | 0点 |
| D：duration of symptoms | 10分未満 | 0点 |
| | 10～59分 | +1点 |
| | 60分以上 | +2点 |
| D：diabetes | 糖尿病 | No：0点　Yes：+1点 |

| | 低リスク<br>0～3点 | 中リスク<br>4，5点 | 高リスク<br>6，7点 |
|---|---|---|---|
| 2日 | 1.0% | 4.1% | 8.1% |
| 7日 | 1.2% | 5.9% | 12% |
| 90日 | 3.1% | 9.8% | 18% |

| 低リスクでも注意すべき場合 |
|---|
| MRIでの拡散強調画像で病変陽性例 |
| 心房細動合併症例 |
| 頸動脈・頭蓋内動脈の50%以上狭窄病変合併症例 |

文献12より作成.

## 3 麻痺・しびれのアプローチ

麻痺・しびれの患者さんをみたときのアプローチを図に示します.

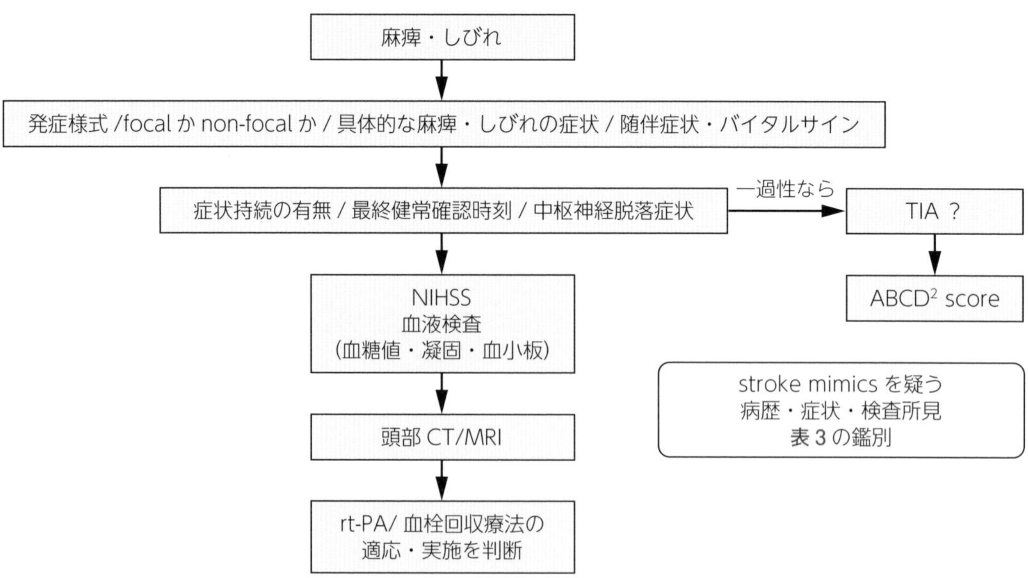


**図** 麻痺・しびれへのアプローチ

## 4 コンサルトのタイミング

### 1）脳梗塞患者

rt-PAもしくは血栓回収療法の適応時間内であれば，患者さんの来院前に専門医チームへ電話連絡して情報共有をしておきましょう．時間との勝負になるので，早期にactivateしておくことが重要です．すでに時間経過している症例ではしっかりとアセスメントしてからコンサルトしましょう．

### 2）TIA患者

脳梗塞と比べれば時間的な余裕はあるので，しっかりと情報収集をし，画像検査をしたうえで入院の相談をしましょう．ただし，救急外来滞在中に脳梗塞を発症する可能性もあり，rt-PAの適応になることがあるので症状の変化には常に気を配り，症状が再度出現した場合にはすぐに専門医に連絡しましょう．

## おわりに

麻痺・しびれをきたす疾患は多く，救急外来で診断がつかないことも珍しくありませんが，ほぼ毎日のようにこれらを主訴とする患者さんが来院してきます．ややもすると惰性になりがちな脳卒中診療ですが，怖い落とし穴はいくつも潜んでいます．そして，急性冠症候群・敗血症・外傷診療とならんで，治療介入までの時間が患者さんのその後の生活に大きな影響を及ぼします．ぜひそのことを忘れずに，患者さんの“その先”を見据えて初期診療にあたるようにしましょう．

### 引用文献


1）Powers WJ, et al：2018 Guidelines for the Early Management of Patients With Acute Ischemic Stroke：A Guideline for Healthcare Professionals From the American Heart Association/American Stroke Association. Stroke, 49：e46-e110, 2018（PMID：29367334）

2）日本脳卒中学会 脳卒中医療向上・社会保険委員会 静注血栓溶解療法指針改訂部会：静注血栓溶解（rt-PA）療法 適正治療指針 第三版．2019
http://www.jsts.gr.jp/img/rt-PA03.pdf

3）Thomalla G, et al：MRI-Guided Thrombolysis for Stroke with Unknown Time of Onset. N Engl J Med, 379：611-622, 2018（PMID：29766770）

4）「ティアニー先生の診断入門」（ローレンス・ティアニー，松村正巳/著），医学書院，2008

5）Auer RN：Hypoglycemic brain damage. Metabolic Brain Disease, 19：169-175, 2004（PMID：15554413）

6）Desimone ME & Weinstock RS：Non-Diabetic Hypoglycemia. 2017
https://www.ncbi.nlm.nih.gov/books/NBK355894/

7）Sakamoto Y, et al：Frequency and Detection of Stanford Type A Aortic Dissection in Hyperacute Stroke Management. Cerebrovasc Dis, 42：110-116, 2016（PMID：27070149）

8）Koga M, et al：Acute ischemic stroke as a complication of Stanford type A acute aortic dissection：a review and proposed clinical recommendations for urgent diagnosis. Gen Thorac Cardiovasc Surg, 66：439-445, 2018（PMID：29948797）

9）山口武典：アルテプラーゼ市販後の急性期脳梗塞に対する血栓溶解療法の現状．脳卒中，29：783-788，2007

10）Okano Y, et al：Clinical features of stroke mimics in the emergency department. Acute Med Surg, 5：241-248, 2018（PMID：29988676）

11）Nadarajan V, et al：Transient ischaemic attacks：mimics and chameleons. Pract Neurol, 14：23-31, 2014（PMID：24453269）

12）Johnston SC, et al：Validation and refinement of scores to predict very early stroke risk after transient ischaemic attack. Lancet, 369：283-292, 2007（PMID：17258668）

13）Amarenco P, et al：Patients with transient ischemic attack with ABCD2 <4 can have similar 90-day stroke risk as patients with transient ischemic attack with ABCD2 ≥4. Stroke, 43：863-865, 2012（PMID：22156685）

## 参考文献・もっと学びたい人のために

1）日本脳卒中学会 脳卒中ガイドライン［追補2017］委員会：脳卒中治療ガイドライン2015［追補2017］．2017
http://www.jsts.gr.jp/img/guideline2015_tuiho2017.pdf
↑脳梗塞に関する各種ガイドラインです．

Profile

**北井勇也**（Yuya Kitai）
社会医療法人 仁愛会 浦添総合病院 救急集中治療部
救急科専門医
日本最南端のドクターヘリと，365日稼働のドクターカーを有する当救急集中治療部は，病院前－ER－重症管理と幅広い領域の救急医療を担っています．『笑顔で受けきる救急』を合言葉に病院全体が一丸となって地域医療への貢献をめざしています．救急だけでなく当院はいつでも見学可能です！ 気軽にご連絡ください！！

**【Dr. 坂本 'sコラム⑤】脱力ってよくわからない？！**

高齢者で多い症候の１つに“脱力”があげられます．歩けない，動けない，力が入らない，かったるいなどさまざまな主訴で来院することがありますが，どのようにアプローチしたらよいのか困ってしまった経験がある人も多いでしょう．この項目の麻痺・しびれも同様ですが，危険なサインとともに，具体的な鑑別疾患を頭に入れ対応することが必要となります．

突然発症の病歴，左右差のある身体所見を認める場合には要注意です．脱力の鑑別は多岐にわたります（Weakness category：**表**）が，突然発症であれば，脳卒中などの頭蓋内疾患，心筋梗塞など急を要する病態が含まれ，左右差を認める場合にもまた，一過性脳虚血発作（TIA）を含む脳卒中が鑑別の上位にあがります．“突然発症”，“左右差”，この２点は，まず確認するようにしましょう．

どちらにも該当しない場合にはどのように鑑別を進めるべきでしょうか．確定診断を救急外来でつけるのが難しいことはありますが，ここでもやはり，見逃し厳禁な疾患を拾いあげなければなりません．救急外来では，① 心筋梗塞，② 消化管出血や腹腔内出血などの出血性病変，③ 敗血症，菌血症，④ 高カリウム血症に代表される電解質異常，⑤ 薬剤性を鑑別にあげ対応するようにしています．

高齢者，特に女性では，心筋梗塞であっても痛みの訴えがはっきりしないことがあります．吐血や意識消失を認めれば出血の関与を誰もが考えますが，どちらもなければ考えないかもしれません．また，発熱を認めないと感染の関与を考えづらいかもしれませんが，qSOFA（呼吸数，意識状態，収縮期血圧）や悪寒戦慄の有無に注目し，感染の関与を見逃さないことが大切です．さまざまな電解質異常で脱力症状を認めますが，Kの異常は急を要するため特に意識しましょう．“くすりもりすく”であり薬剤の影響は常に忘れてはいけません．（坂本　壮）

**引用文献**

1） Anderson RS Jr & Hallen SA：Generalized weakness in the geriatric emergency department patient：an approach to initial management. Clin Geriatr Med, 29：91-100, 2013（PMID：23177602）

**表 Weakness category**

| | |
|---|---|
| ① cardiac | 心筋梗塞，弁膜症，心不全 |
| ② delirium | ※認知症など基礎疾患があると頻度高い |
| ③ metabolic | 低リン血症，低・高カリウム血症，低・高カルシウム血症<br>低・高マグネシウム血症，低血糖・高血糖<br>甲状腺機能低下症，副腎不全 |
| ④ infectious | 尿路感染，肺炎，マダニ媒介感染症 |
| ⑤ medications | 利尿薬，ステロイド，スタチン，降圧薬，ベンゾジアゼピン系薬，SSRI，睡眠薬，麻薬，抗精神病薬 |
| ⑥ anemia | 急性・慢性貧血，悪性貧血，骨髄異形成症候群 |
| ⑦ neurologic | 筋萎縮性側索硬化症，重症筋無力症，Guillain-Barré症候群，自律神経障害，多発性硬化症 |
| ⑧ inflammatory | 巨細胞性動脈炎／リウマチ性多発筋痛症，多発筋炎／皮膚筋炎 |
| ⑨ malignancy | 悪性腫瘍 |
| ⑩ deconditioning | 慢性疾患 |

# 呼吸困難

秦　昌子，坂本　壮

①まずはバイタルサインを確認．検査を先走らない

②病歴・身体所見をしっかり，うまく聴取しよう

③必要な検査をきちんと施行しよう

## はじめに

呼吸困難を苦手としている先生は多いのではないでしょうか？ 気管挿管や外科的気道確保など緊急性が高いケースもあること，心不全か肺炎なのか鑑別に悩む場合が多いことなどが原因でしょう．本稿では出合う頻度の高い疾患の正しい理解を意識し述べていきます．

## 1 夜寝られない高齢女性

**症例1**

85歳女性．1週間程度前から下腿浮腫と尿量低下を認めていた．徐々に呼吸がしんどくなり，夜寝られなくなったため家族に連れられて受診した．昨年も同様のエピソードで入院歴がある．

**バイタルサイン**：意識清明，血圧124/79 mmHg，心拍数95回/分・整，呼吸数24回/分，$SpO_2$ 88％（room air），体温37.4℃（腋窩温）．

**問題1：まず行うべきことは何か？**

ⓐ 心電図　　ⓑ 血液検査
ⓒ 病歴聴取　　ⓓ 酸素投与

## ● 問題1の解説：バイタルサインへの早期介入

いずれの項目も重要ですが，まずは**バイタルサインを必ず確認すること**が大切です．検査を出さないと，病歴を聞かないと，と思い，検査オーダーや診療録記載に先走りしがちですが，バイタルサインの異常を放置すると，気がついたときには…ということになってしまいます．walk-inでも救急搬送でも病棟でも，診療のはじめには，① バイタルサインを評価し，② 介入が必要なバイタルサインがあれば介入（血圧低下であればライン確保→輸液投与，本症例のように頻呼吸・酸素化不良であれば酸素投与）をしてから，検査や病歴聴取をはじめましょう．必ずしもモニターがなくても，実際に橈骨動脈で脈を触れ，顔色を見ながら患者さんに話しかけるだけで，早期の介入が必要かどうかは推定できます．

問題1の解答　ⓓ 酸素投与

**問題2：この患者さんが心不全か否かを判断する際に有用な病歴聴取はどれか？**

ⓐ 前屈みになっていた方が楽ですか？
ⓑ 就寝後数時間して息苦しくて起きてしまいますか？
ⓒ 息を吐き出すのに時間がかかったりしますか？
ⓓ 膿性の痰が出ますか？

## ● 問題2の解説：「重要な情報は何か」と「どのように聞けば得られるか」を知る

どの症候・疾患もそうですが，検査結果もさることながら，やはり**病歴・身体所見は診断のキモ**になります．そのため，病歴をしっかり聴取し，身体所見をしっかり評価することが大切です．病歴聴取では難しい医学用語で患者さんに聞いても欲しい答えは返ってきません．まずは，その症候・疾患で大切な病歴・身体所見を知ること，そしてそれをどのように患者さんに聞けば，必要な情報が得られるかを知ること，これが実際の臨床現場では重要になります．

さて，今回の症例ですが，まずはうっ血性心不全を疑わなければなりません．ではどのような病歴・身体所見が心不全らしいのかを考えてみましょう．

**表1 救急外来患者における心不全に対する病歴の診断正確性**

| 病歴 | 感度 | 特異度 | 陽性LR | 陰性LR |
|---|---|---|---|---|
| 発作性夜間呼吸困難 | 41% | 84% | 2.6 | 0.70 |
| 起坐呼吸 | 50% | 77% | 2.2 | 0.65 |
| 浮腫 | 51% | 76% | 2.1 | 0.64 |
| 労作性呼吸困難 | 84% | 34% | 1.3 | 0.48 |
| 疲労感・体重増加 | 31% | 70% | 1.0 | 0.99 |
| 咳嗽 | 36% | 61% | 0.93 | 1.0 |

文献1より引用.
LR：likelihood ratio（尤度比）

典型的な心不全の病歴は『**労作性呼吸困難→発作性夜間呼吸困難→起坐呼吸**』です[1]．なかでも発作性夜間呼吸困難は心不全に特徴的です．逆に発作性夜間呼吸困難がないことは心不全の尤度比を低くするといわれています（表1）．しかしこの“発作性夜間呼吸困難”とはどのような状態なのか，それを知らないと患者さんからはうまく聞き出せません．心不全に伴う肺うっ血は，日中下肢にあった血流が，仰臥位になることで中枢側に戻り，その増えた血液量を心拍出で処理しきれなくなることで起こります．さらには，睡眠中の交感神経系の働きの低下による心機能低下，臥位による横隔膜挙上，睡眠中の呼吸中枢の抑制なども関与し，仰臥位では咳が出る，呼吸苦を感じ起き上がってしまうといった症状が生じます．これが発作性夜間呼吸困難です．下肢などから肺に血流が戻ってくるのには，横になってから2～3時間かかるといわれています．このため，『横になるとしんどいですか？』だけではなく，『横になって数時間で息苦しくなって起き上がったりしませんか？』と聞くことで発作性夜間呼吸困難の有無を聞き出すことができます．つまり答えはⓑです．

**問題2の解答　ⓑ 就寝後数時間して息苦しくて起きてしまいますか？**

また身体所見で心不全らしさを評価する方法としてFramingham Criteriaが有名です（表2）[2]．病歴や身体所見が自分の想起している症候・疾患の可能性を上げる所見かどうかを踏まえて聴取することが大切です．

ⓐの前屈みでの呼吸は慢性閉塞性肺疾患（chronic obstructive pulmonary disease：COPD）で診られる所見です．足に肘をついて前屈みで呼吸をすることで肘や大腿部に色素沈着を伴う所見をDahl sign（Thinker’s sign）といいます（図）．ⓒは呼気延長をさしますが，これは気管支喘息やCOPDで認めます．ⓓは肺炎を疑う所見です．

**表2 Framingham Criteria**

| | |
|---|---|
| 大項目 | ・発作性夜間呼吸困難　もしくは　起坐呼吸<br>・頸静脈怒張<br>・ラ音聴取<br>・心拡大<br>・急性肺水腫<br>・Ⅲ音，奔馬調律<br>・静脈圧上昇＞16 $mmH_2O$<br>・循環時間≧25秒<br>・肝頸静脈逆流 |
| 小項目 | ・下腿浮腫<br>・夜間咳嗽<br>・労作時呼吸困難<br>・肝腫大<br>・胸水<br>・肺活量最大量から1/3低下<br>・頻脈（≧120回/分） |
| 大項目あるいは小項目 | ・治療に反応して5日で4.5 kg以上体重が減少 |

大項目を2項目、あるいは大項目1項目と小項目2項目を満たすものをうっ血性心不全とする．
文献2より引用．

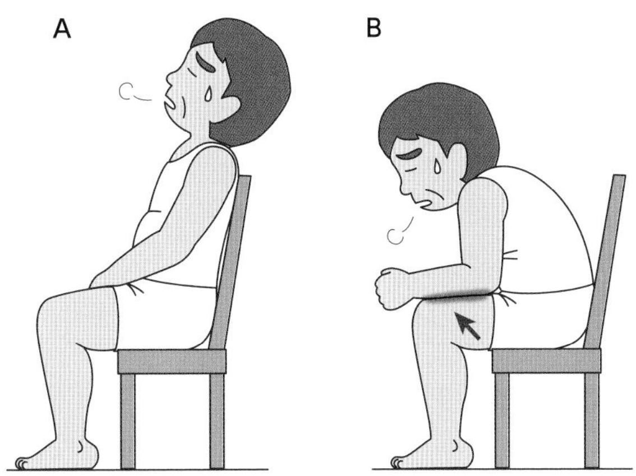


**図 心不全患者とCOPD患者の呼吸時姿勢**
A）心不全患者，B）COPD患者（Dahl sign）．

**問題3：心不全と診断した際にきちんと聞いておきたいことは何か？**
ⓐ 喫煙歴
ⓑ 内服歴
ⓒ 家族歴
ⓓ 海外渡航歴

## ● 問題3の解説：原因検索を怠らない

心不全は診断も大切ですが，その原因検索も大切です．心不全に対する治療ばかりに気をとられていて原因をおろそかにしていると，何をやってもよくならない…ということが起こってしまいます．

心不全の原因，増悪させる因子としてFAILURE[3)]（表3）が有名です．虚血に伴う心不全は重篤なため見逃してはいけません．新規の胸痛がなかったかどうかや，呼吸困難のきっかけについての病歴聴取は大切です．また感染症に伴う心不全の悪化もよくあります．感冒のような軽度のウイルス感染から肺炎や尿路感染症などの細菌感染症までさまざまです．呼吸困難の発症前に，感冒症状や発熱の有無など感染症を疑う病歴がなかったかどうかも大切な情報になります．

さらに忘れがちなのは**ビタミン$B_1$欠乏に伴う心不全**です．脚気心（beriberi heart）といわれ，急速に悪化するものは衝心脚気（shoshin–beriberi）ともいわれます．治療に反応が乏しいショックや，著明な浮腫を伴う高拍出性心不全をきたします．またWernicke–Korsakoff症候群のような意識障害や四肢のしびれといった神経症状を伴うこともあります．アルコール多飲や妊娠時の悪阻による経口摂取不足を契機に発症することも知られています．また利尿薬などの内服によるビタミン$B_1$欠乏も見落とされがちですが意外と多いので，必ず薬剤歴を確認する必要があります．ビタミン$B_1$欠乏が心不全の原因であった場合，補充することで著明な改善を認めます．ですが疑わなければなかなか治療反応が乏しく難渋することになります．心不全既往のある患者さんが下腿浮腫を伴う心不全を認めると，どうしても怠薬や塩分過多を考えがちですが，きちんと薬剤を飲んでいるにもかかわらず，intake不足から心不全になる場合があることも頭に入れておきましょう．

ということで，FAILUREに加えて，ビタミン$B_1$欠乏の有無を意識して，ⓑ内服歴や食事摂取歴・飲酒歴などもしっかり聴取するようにしましょう．

**問題3の解答　ⓑ内服歴**

**表3 心不全の増悪因子：FAILURE**

| 増悪因子 | 説明 |
|---|---|
| F ：forgot meds | アドヒアランス不良（怠薬・通院・体重測定） |
| A ：arrhythmia/afterload/anemia | 頻脈性・徐脈性／後負荷／貧血 |
| I ：ischemia/infection | 虚血／感染症 |
| L ：lifestyle | 生活習慣（塩分過剰摂取，アルコール，薬物など） |
| U ：upregulation | 内分泌・代謝障害 |
| R ：regurgitation | 大動脈弁逆流症・僧帽弁逆流症 |
| E ：embolization | 肺塞栓症 |

文献3より作成．

## 2 発熱した高齢女性

**症例2**

80歳女性．既往歴：高血圧・糖尿病．昨日からの咳と発熱を主訴に家族に連れられて救急受診した．

**バイタルサイン**：意識清明，血圧124/75 mmHg，心拍数108回/分・整，呼吸数24回/分，$SpO_2$ 92％（room air），体温38.4℃（腋窩温）．

**問題4：診断・治療方針決定に最も必要な検査はどれか？**

ⓐ 胸部X線写真
ⓑ 胸部CT検査
ⓒ 喀痰グラム染色
ⓓ 肺炎球菌/レジオネラ　尿中抗原検査

### ● 問題4の解説：肺炎を疑ったときの検査

発熱，咳，酸素化低下の所見から本症例は一番に肺炎が疑われます．選択肢の検査はいずれも皆さん施行する方が多いと思いますが，肺炎の診断に最も必要な検査は ⓒ **喀痰グラム染色**です．救急外来で迅速にグラム染色を施行できる設備が整っている施設ばかりではないと思いますが，グラム染色は唯一目の前で原因菌を教えてくれる検査です．抗菌薬を投与してしまうと，あっという間に喀痰内の原因菌はいなくなってしまいますので，抗菌薬を投与する前に必ず検体をとるようにしましょう．また採取する痰の性状も大切です．唾液の少ない膿性痰で評価をしましょう．

病歴・身体所見から肺炎を疑う場合には胸部X線写真撮影を施行します．しかし，発症早期や脱水を伴う場合，さらには好中球減少を認める場合には浸潤影がはっきりしないことも多いことを理解したうえで評価する必要があります．

胸部CT検査は，必ずしも必須ではありません．胸部X線写真が典型的な浸潤影を示している場合はなおさらです．すりガラス影や上葉に陰影を認める場合（結核の関連を疑う必要があります），結節影を伴う可能性がある場合は胸部CT検査が有用となることがあります．同部位に肺炎を繰り返している場合には，肺がんに伴う肺炎の可能性があるためCTを撮影するとよいでしょう．

尿中抗原検査も診断の一助とはなりますが，感度の高い検査ではありません．レジオネラ尿中抗原検査は，特異度が95％以上と高く，陽性であれば診断に有用ですが，血清型の一部しか検出できないことから，感度はおよそ55～90％程度といわれていました[4]．近年，ほかの血清型も測定できる迅速キットが発売になっているので，自施設でどの検査キットを使っているかというのも，検査結果を正しく評価するうえでは大事な情報となります．

また肺炎球菌尿中抗原検査は常在菌やワクチン接種後などで偽陽性となるため，感度は50〜80％程度といわれています．さらには肺炎球菌とインフルエンザ桿菌との混合感染で肺炎が起こっている場合もあることから，陽性所見が得られたとしても肺炎球菌のみを加療すればよい，ということにはなりません．

選択肢以外の検査として喀痰培養や血液培養を提出することもありますが，迅速に原因菌がわかるものではありません．また重症度によって提出するか否かを判断するためルーティンに行うものでもありません．グラム染色は迅速に原因菌を推定することができ，施行可能である施設であれば行わない理由がありません．研修医の先生は良質な喀痰を採取し，ぜひ一度は自身で細菌検査室へ足を運び顕微鏡を覗いてみてください．技師さんと仲良くなればいろいろと教えてくれますよ．

**問題4の解答　ⓒ 喀痰グラム染色**

**問題5：肺炎の診断の際に有用な病歴聴取はどれか？**

ⓐ 痰が泡のようになったりしましたか？
ⓑ 寒気を感じ，ぶるぶる震える感じはありますか？
ⓒ 咳の前に胸が痛くなりますか？
ⓓ 夜は横になって寝られていますか？

## ● 問題5の解説：より“肺炎らしい”所見

よく，「熱があって咳が出るから」「酸素化が悪いから」肺炎です，というコンサルトを耳にします．しかし，先ほどの心不全と同様，肺炎の診断も，検査結果ではなく，病歴と身体所見が重要です．特に高齢者で肺炎かな，と思いやすい病歴としては，発熱，酸素化不良，咳嗽などがあります．一方で，この所見は発熱を契機とした心不全の悪化でも，同じような病歴になりえます．どのような病歴・身体所見があれば，肺炎らしい，といえるのか，について整理しておきましょう．

まず肺炎らしい病歴としては咳嗽に加えて悪寒戦慄を伴う，そして感冒症状が先行し，咳嗽の悪化と発熱を認めるということがあげられ，この点をきちんと聴取します．また身体所見としては，聴診，特に左右差を伴う呼吸音の低下・cracklesの聴取，喀痰の増量・性状の変化があげられます．

肺炎らしいかどうかを評価するスコアリングとしてはHeckerling scoreがあります[5]（**表4**）．より病歴を重視したスコアリングとしてDiehr ruleというものもあります[6]（**表5**）．これらの評価指標のうち病歴で聴取可能な内容は，痰の出る量や寝汗の有無，気管支喘息の既往などがあげられます．このような評価指標ですべてが診断できるわけではありませんが，これらを意識すると，より有効な病歴聴取を行うことができ，各種検査の検査前確

**表4** Heckerling score

| 所見 | 項目数 | 肺炎の確率 |
|---|---|---|
| 体温＞37.8℃<br>心拍数＞100回/分<br>水泡音<br>呼吸音減弱<br>喘息の既往なし | 0 | ＜1％ |
| | 1 | 1％ |
| | 2 | 3％ |
| | 3 | 10％ |
| | 4 | 25％ |
| | 5 | 50％ |

文献5より作成.

**表5** Diehr score

| | |
|---|---|
| 鼻汁 | －2点 |
| 咽頭痛 | －1点 |
| 寝汗 | ＋1点 |
| 筋肉痛 | ＋1点 |
| 1日中咳が出る | ＋1点 |
| 呼吸数　＞25回/分 | ＋2点 |
| 体温　≧37.8℃ | ＋2点 |

文献6より作成.

| score | 肺炎の確率 |
|---|---|
| －3点 | 0% |
| －2点 | 0.7% |
| －1点 | 1.6% |
| 0点 | 2.2% |
| 1点 | 8.8% |
| 2点 | 10.3% |
| 3点 | 25% |
| 4点 | 27.3% |
| 5点 | 20.0% |
| 6点 | 100% |

率を上げることができます．

ⓐは心不全の際の喀痰の特徴です．肺炎の場合は膿性痰を認めます．喀痰に関しては，もともと肺疾患がある場合や喫煙者は元来痰が出やすい人もいます．量の増加や性状の変化をきちんと聞き出すことも必要です．ⓒは新規の虚血性心疾患の評価，ⓓは先程もありました，心不全に関連する質問であるといえます．答えはⓑです．

**問題5の解答　ⓑ 寒気を感じ，ぶるぶる震える感じはありますか？**

**問題6：肺炎の治療方針決定の際に重要ではない情報はどれか？**

ⓐ 意識変容
ⓑ CRP
ⓒ 経口摂取量
ⓓ 基礎疾患の有無

## ● 問題6の解説：肺炎の重症度評価

まず，肺炎の重症度を評価するスコアリングについて考えます．いろいろなスコアリングがありますが，市中肺炎の重症度評価として最も使いやすいのはA-DROPです[7]（表6）．CURB-65を日本人仕様に改変した内容になります．見ての通り，血液検査などの検査結果は重症度の判定項目には含まれず，患者基本情報とバイタルサインで評価ができることがわかります．数値化されていない，D（dehydration：脱水）とO（orientation：意識障害）については評価が少し難しく，きちんとした病歴聴取が重要です．脱水の評価としては，皮膚ツルゴール・口腔乾燥などの身体所見や経口摂取できているかどうかをきちんと評価する必要があります．また意識障害に関しては，特に軽度の意識変容は軽視しがちであり，家族から普段と異なる意識状態ではないか，異常な言動はないか，などをきちんと聴取することが大切です．また，最終的な治療方針の決定にはA-DROPのスコアリングのみではなく基礎疾患などの患者背景や，社会的な背景も考慮した総合的な判断が必要となります．糖尿病や免疫不全状態，認知症などの基礎疾患や，家族状況（高齢者の1人暮らしや高齢夫婦のみでの生活ではないか），住環境（高層階に住んでいて階段を上がることができないなど）といった社会背景なども治療方針の決定には重要な情報となります．

肺炎の重症度評価においても，CRPの数値，というのは項目としては必要ありません．よって答えはⓑとなります．

**問題6の解答　ⓑ CRP**

**表6 A-DROP**

| | |
|---|---|
| A：Age | 男性 ≧70歳　女性 ≧75歳 |
| D：Dehydration | BUN ≧21mg/dL　または　脱水あり |
| R：Respiration | $SpO_2$ ≦90%　もしくは　$PaO_2$ ≦60 torr |
| O：Orientation | 意識変容あり |
| P：blood Pressure | 収縮期血圧 ≦90 mmHg |

| 重症度分類 | |
|---|---|
| 軽症 | 0項目 |
| 中等症 | 1〜2項目 |
| 重症 | 3項目 |
| 超重症 | 4〜5項目 or ショック |

文献7より引用．

## 3 呼吸困難へのアプローチ

呼吸困難を主訴に来院する患者は多く，心不全，肺炎，COPD急性増悪，肺血栓塞栓症，気胸，喘息などが頻度の高い原因です．初療の段階では原因を同定することが難しいことも少なくなく，また肺炎と心不全に代表されるように両者が合併することもあります．

原因が何であれ，まずはABCを安定させることが大切です．吸気性喘鳴や肩で呼吸をしている，唾を飲み込めずsniffing positionであるなど，気道緊急を示唆する所見が認められる場合には即対応します．

**問題1**で述べたように，酸素化の悪化を伴っている場合には酸素投与を躊躇してはいけません．

高齢者の呼吸困難で頻度が高い原因は，本稿で取り上げた心不全，肺炎以外にCOPD急性増悪，肺血栓塞栓症です[8]．これらの鑑別には病歴，身体所見が非常に役立ちます．肺炎などの感染症が突然発症することは通常なく数日の経過を呈します．それに対して，心不全（虚血や後負荷上昇に伴うもの）や肺血栓塞栓症は突然発症しえます．また，重症度にもよりますが，心不全や肺血栓塞栓症では頸静脈怒張が認められるのに対して，肺炎などの感染症では脱水を伴うことが多く，怒張することはないでしょう．発症様式，身体所見から，検査前確率を見積もり，裏付けとして，胸部X線などを施行するとよいでしょう．見積もることなく検査を施行すると，解釈を誤ったり，合併している病態を見逃しかねません〔肺血栓塞栓症に関しては「Dr. 坂本'sコラム⑥」（p.93）参照〕．

## 4 コンサルトのポイント

### 1）心不全

NPPVや気管挿管などを要する場合，ショックバイタルの場合には，その時点でコンサルトが必要です．また，原因によって緊急度は大きく変わります．FAILURE（**表3**）のうち，ST上昇型急性心筋梗塞（ST elevation myocardial infarction：STEMI）など虚血が影響している場合には即循環器コンサルトです．それに対して，怠薬や塩分過多の場合は利尿薬投与，ビタミン$B_1$欠乏の場合はその補充，といった初療を行いながら，その他，肺炎など増悪に寄与する因子がないか，精査を進めればよいでしょう．

腎機能障害を認め緊急で透析が必要な場合も少なくありません．溢水所見に加え，代謝性アシドーシス，高カリウム血症なども意識して必要性を判断しましょう．

## 2）肺炎

重症度評価を行い，気管挿管など集中治療管理が必要な場合には，当該科（救急科，集中治療科など）へコンサルトするとよいでしょう．また，肺炎と常に鑑別の必要がある肺がんや結核もきちんと評価し対応しましょう．最終的な治療方針に関してはスコアリングの結果だけではなく，糖尿病や免疫不全状態，認知症などの基礎疾患，家族状況や住環境といった社会背景なども含め総合的な判断が必要になります．

### 引用文献


1）Wang CS, et al：Does this dyspneic patient in the emergency department have congestive heart failure? JAMA, 294：1944-1956, 2005（PMID：16234501）

2）McKee PA, et al：The natural history of congestive heart failure：the Framingham study. N Engl J Med, 285：1441-1446, 1971（PMID：5122894）

3）「Saint-Frances Guide to Inpatient Medicine, 2nd ed」（Saint S & Frances C）, Lippincott Williams & Wilkins, 2003

4）Lutfiyya MN, et al：Diagnosis and treatment of community-acquired pneumonia. Am Fam Physician, 73：442-450, 2006（PMID：16477891）

5）Metlay JP, et al：Does this patient have community-acquired pneumonia? Diagnosing pneumonia by history and physical examination. JAMA, 278：1440-1445, 1997（PMID：9356004）

6）Diehr P, et al：Prediction of pneumonia in outpatients with acute cough--a statistical approach. J Chronic Dis, 37：215-225, 1984（PMID：6699126）

7）「成人肺炎診療ガイドライン 2017」（日本呼吸器学会成人肺炎診療ガイドライン 2017作成委員会/編），日本呼吸器学会，2017

8）Ray P, et al：Acute respiratory failure in the elderly：etiology, emergency diagnosis and prognosis. Crit Care, 10：R82, 2006（PMID：16723034）


Profile


**秦　昌子**（Masako Hata）

広島市立広島市民病院 救急科


2人の子育てをしながらER型救急をしています．ER診療において出産・子育てはキャリアの途絶ではありません．それを体現すべく明るく仕事をしています．また研修医向けにHGS（Hiroshima Green Summit）の主宰をしています．

当科は仕事もoffもしっかり楽しむ．子どもメディカルラリーやマラソン，などイベントもあります．今年度キャッチフレーズは『ハッピー大作戦』．気になる方はぜひご一報を．


**坂本　壮**（So Sakamoto）

総合病院国保旭中央病院 救急救命科 医長／臨床研修センター 副センター長



詳細はp.20参照．

### 【Dr. 坂本'sコラム⑥】肺血栓塞栓症を見逃さないために

突然の呼吸困難，X線を撮影しても特記すべき異常所見なし，心電図では洞性頻脈…となると，誰もが肺血栓塞栓症（pulmonary thromboembolism：PTE）を考えるでしょう．救急外来でも，突然発症の呼吸困難症例で片側の下肢に深部静脈血栓症（deep vein thrombosis：DVT）を示唆する腫脹や疼痛があれば見逃すことはありません．しかし，意外とPTEは見逃しがちです．皆さんも「え？ あの患者さんPTEだったの？」という経験があるのではないでしょうか．呼吸困難以外にも，失神や発熱を主訴に来院した患者さんがPTEであることも珍しくありません．過換気症候群だと思い帰宅させた患者さんがPTEだったという事例は毎年のように経験します．

PTEを診断，除外するために必要な検査は，“らしい症例”では造影CT，“らしくない症例”ではD-dimerです．また，Wells rule（表）は有名ですね[1]．しかし，そもそもPTEを疑わなければらしさを見積もることもできません．いつ疑うのか，私は以下の3項目に注目しています．

① ほかに説明がつかない頻呼吸を認める場合
② ほかに説明がつかない頻脈を認める場合
③ ほかに説明がつかない$SpO_2$低下を認める場合

さらに，これらを安静時のみの評価ではなく，普段と同様のADLで評価するのです[2]．

よく経験する見逃し例は，呼吸困難を認めて来院したものの，一時的な酸素投与で診察時には症状が軽快，または消失してしまったというものです．肺炎や心不全，慢性閉塞性肺疾患などもそうですが，労作時（酸素需要が増えたとき）に症状が再燃する場合には，当然治療介入が必要です．

救急外来で安静時にバイタルサインが安定していたとしても，普段ADLが自立している人であれば，付き添いで歩行し，頻呼吸や$SpO_2$の低下を認めないかを確認するようにしましょう．これで何度救われたことか…患者さんも私も….　（坂本　壮）

#### 引用文献

1）Douma RA, et al：Performance of 4 clinical decision rules in the diagnostic management of acute pulmonary embolism：a prospective cohort study. Annals of Internal Medicine, 154：709-718, 2011（PMID：21646554）
2）「救急外来 ただいま診断中！」（坂本 壮／著），中外医学社，2015

**表** Wells rule

| Wells rule | 点数 | |
|---|---|---|
| | オリジナル | 簡易版 |
| PTEもしくはDVTの既往 | 1.5 | 1 |
| 心拍数＞100回／分 | 1.5 | 1 |
| 4週間以内の手術あるいは長期臥床 | 1.5 | 1 |
| 血痰 | 1 | 1 |
| 活動性の癌 | 1 | 1 |
| DVTの臨床的徴候 | 3 | 1 |
| PTE以外の可能性が低い | 3 | 1 |
| **臨床的可能性** | | |
| PTEの可能性が低い | ≦4 | ≦1 |
| PTEの可能性が高い | ＞4 | ＞1 |

文献1より引用．

# 小児救急

## 子どもを救うためのはじめの一歩

竹井寛和

①上気道閉塞が疑われれば，安静を保ちながら評価しよう
②クループ症候群の重症度とその初期治療を知ろう
③子どもの外傷では「虐待ではないか？」という姿勢で診療しよう
④虐待に特異的な外傷と虐待対応の原則を知ろう

## はじめに

子どもの診療は苦手かも……という方を対象に小児救急入門編として問題を作成しました．乳幼児も受診する夜間救急外来で働いていることを想像しながら，夜間に訪れた2つの症例を通して小児救急を体感していただきたいと思います．

## 1 吸気性喘鳴と犬吠様咳嗽を呈する子ども

**症例1**

2歳男児．就寝中，2～3時間前からくぐもった咳嗽（犬吠様咳嗽，▶sound）が続くため母に連れられて救急外来を受診．ぐったりした様子はないが，吸気性喘鳴を聴取する．数日前から咳嗽と軽度の鼻汁あり．循環や意識はよい．バイタルサインは，体温37.8℃，心拍数130回/分，呼吸数30回/分，$SpO_2$ 93％（room air）であった．成長発達に異常なく，ワクチンも2歳までに行うべき定期接種はすべて終了している．

▶sound

**問題1：この患児に対してまず行うべきことはどれか？**
ⓐ 鼻汁に対して鼻口腔吸引を行い，上気道を開通させる
ⓑ 母から引き離さないようにして，気道と呼吸の評価を行う
ⓒ 異物があるかもしれないため，急いで舌圧子で咽頭を観察する
ⓓ できるだけ早期に抗菌薬を投与する
ⓔ できるだけ早期にアドレナリン筋注を行う

## ● 問題1の解説：子どもの診察のポイント

診察室に入ってきた子どもを見たらまず外観，呼吸数，呼吸努力，皮膚色を評価します[1]．子どもをリラックスさせた状態で観察することが重要で，乳幼児であれば無理に保護者から引き離さずに，抱っこや膝の上に座った状態で評価します．

本症例のように安静時の吸気性喘鳴があれば，**診断を考えるよりも気道確保を優先させます**．モニタリングできる場所へと移動させたいところですが，最も重要なことは，**子どもの安静を保つ**ことです．安静が保てず，啼泣したり興奮したりすることにより上気道に乱流が発生します．成人よりも上気道狭窄をきたしやすい子どもの場合，命取りになりかねません．保護者が抱っこした状態で子どもの安静に努めつつ，気道と呼吸の評価を行います．

呼吸数は，30秒～60秒間で測定するのが一般的です．呼吸努力については，姿勢の異常，陥没呼吸（胸骨上，鎖骨上，肋間，肋骨弓下など），鼻翼呼吸，呻吟（呼気にうめく声）の有無で評価します．陥没呼吸は胸部（肋骨弓下，肋間）から頸部，頭部へと出現する部位が広がり，複数カ所になることで重症度が上がるといわれます．

**問題1の解答　ⓑ 母から引き離さないようにして，気道と呼吸の評価を行う**

**症例1のつづき**

母の膝の上で安静に診察できた．安静時に吸気性喘鳴を認める．胸骨上窩に気管が引き込まれるような陥没がみられ，肋間にも陥没呼吸を認めた．母に抱っこしてもらいながら酸素投与を開始した．

**問題2：次に救急外来で行うことはどれか？**
ⓐ アドレナリン吸入　ⓑ アドレナリン筋注
ⓒ 末梢静脈路確保　ⓓ 頸部X線検査
ⓔ β刺激薬吸入

## ● 問題2の解説：吸気性喘鳴の対応と鑑別

吸気性喘鳴，流涎（唾液を飲み込めない），姿勢異常（鼻を前に出して匂いを嗅ぐ姿勢，図1）があれば，上気道狭窄が強いことを示唆します．安静を保ちながらアドレナリン吸入や酸素投与を行いつつ，鑑別疾患を考えていきます．

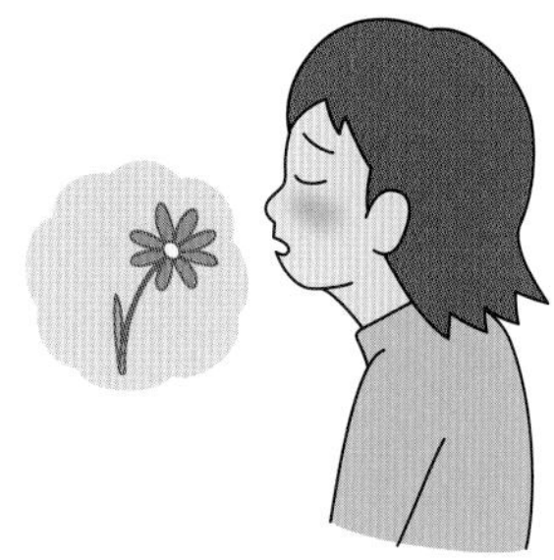

**図1** 上気道狭窄を疑う姿勢

特に注意すべき重症感染症を**表1**にまとめました．高熱を伴っていれば，**急性喉頭蓋炎**や**細菌性気管炎**を第一に考えます．急性喉頭蓋炎の症状として，成人では咽頭痛，嚥下困難が多いですが，子どもでは呼吸困難，発熱，ぐったりという非特異的症状が多いです．Hib（インフルエンザ菌b型）ワクチンを追加接種まで行っていれば喉頭蓋炎のリスクは下がります．また，子どもは後咽頭リンパ節が発達しており咽頭炎や中耳炎などの上気道感染が多いため，吸気性喘鳴の鑑別疾患として**深頸部膿瘍**もあがります．著しい咽頭痛，嚥下時痛，開口障害，頸部痛，頸部伸展制限（首を後屈できない）があれば要注意です．深頸部膿瘍を疑った場合，気道が安定していれば造影CT検査を行うこともあります．感染以外にも**アナフィラキシー**や**気道異物**も鑑別にあげる必要があります．**症例1**では，アナフィラキシーを疑うべき原因物質やその曝露がないため，アドレナリン筋注は不適です．

**症例1**の子どもは，アドレナリン吸入が著効しました．吸気性喘鳴，嗄声，犬吠様咳嗽を認めており，年齢からも**クループ症候群**が最も疑われます．

**問題2の解答　ⓐ アドレナリン吸入**

**表1** クループ症候群と鑑別が必要な重症感染症

| | 急性喉頭蓋炎 | 細菌性気管炎 | クループ症候群 |
|---|---|---|---|
| 好発年齢 | 2～7歳 | 6カ月～8歳 | 6カ月～4歳 |
| 頻度 | 稀 | 稀 | 多い |
| 発症様式 | 急性発症，増悪 | 急激 | 緩徐 |
| 重症度 | 重症 | 重症 | 重症なことは稀 |
| 臨床症状 | 高熱<br>咳嗽なし<br>吸気性喘鳴<br>流涎<br>咽頭痛<br>姿勢異常 | 高熱<br>犬吠様咳嗽<br>吸気性喘鳴<br>嗄声<br>頸部痛 | 微熱<br>犬吠様咳嗽<br>吸気性喘鳴<br>嗄声 |
| 治療 | 抗菌薬<br>アドレナリン吸入 | 抗菌薬<br>アドレナリン吸入 | デキサメタゾン内服<br>必要ならアドレナリン吸入 |

**問題3：クループ症候群の重症度を判定するために評価する項目として不適当なものはどれか？**

ⓐ 吸気性喘鳴　ⓑ 意識レベル
ⓒ 陥没呼吸　ⓓ 口唇チアノーゼ
ⓔ 前頸部の圧痛

## ● 問題3の解説：クループ症候群の重症度評価

クループ症候群は，ウイルス感染に伴う上気道粘膜の炎症や浮腫が原因で生じる上気道狭窄です．乳幼児で犬吠様咳嗽，嗄声があれば疑います．初期治療やdispositionを決めるための重症度評価として，Westley croup score（表2）が使用されます[2)]．軽症（2点以下），中等症（3～7点），重症（8点以上）で分類すると，約2/3が軽症であり，重症は1％未満といわれます．

**問題3の解答　ⓔ 前頸部の圧痛**

## ● クループ症候群へのアプローチ

クループ症候群の治療アルゴリズムの例を図2に明示しました[3)]．クループ症候群の初期治療は，デキサメタゾン内服が基本であり，中等症以上にアドレナリン吸入を併用します．吸入は乳幼児にとって嫌な処置の1つであり，啼泣すると呼吸状態が悪化する恐れがあるため，軽症であれば必ずしも行う必要はありません．デキサメタゾンの投与量は，中等症以上では0.3～0.6 mg/kg（最大10 mg）が推奨されています．デキサメタゾンは効果が現れるのに2時間程度必要とし，12～24時間効果が持続します[4)]．アドレナリン吸入は海外では1,000倍アドレナリン0.5 mL/kg（最大5 mL）で投与されていることが多いですが，日本では施設によって投与量はさまざまです．筆者の施設では，1,000倍アドレナリン1 mL＋生理食塩水1 mLを5～10分間ネブライザーで吸入させています．10分程度で効果が現れますが，1～2時間で上気道狭窄が再発することがあるため，吸入を要した

**表2** Westley croup score

| | 0 | 1 | 2 | 3 | 4 | 5 |
|---|---|---|---|---|---|---|
| 意識レベル | 正常 | | | | | 意識障害 |
| 口唇チアノーゼ | なし | | | | 興奮時 | 安静時 |
| 吸気性喘鳴 | なし | 興奮時 | 安静時 | | | |
| 呼吸音 | 正常 | 減弱 | 著明に減弱 | | | |
| 陥没呼吸 | なし | 軽度 | 中等度 | 重度 | | |

文献2より作成．

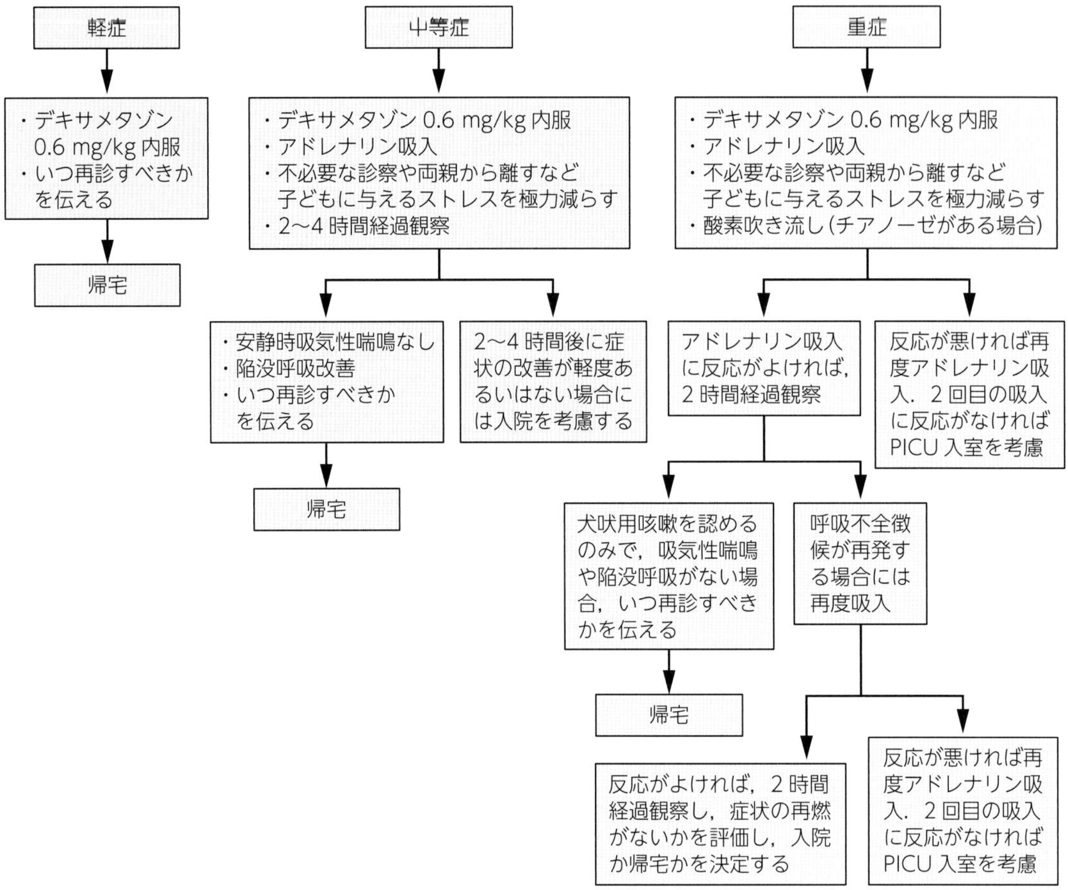


**図2** クルーブ症候群の治療アルゴリズム
文献3より作成．

症例は反応がよくても最低2時間は院内で様子をみています．

**症例1**はクループ症候群の中等症と診断し，アドレナリン吸入に加えてデキサメタゾンを内服投与後，救急外来で2時間程度経過観察しました．アドレナリン吸入後から吸気性喘鳴は消失し，2時間後にも再燃はありませんでした．犬吠様咳嗽は軽度残存していましたが，帰宅可能と判断しました．ぐったりしていたり，呼吸窮迫症状があればすぐに再診するように伝えて帰宅としました．

## ● コンサルトのタイミング

中等症以上で，アドレナリン吸入を要する症例であれば，小児科医にコンサルトをしてよいかと思います．吸気性喘鳴や陥没呼吸が著明で，見た目も重症感が強い場合には，急性喉頭蓋炎や重症クループ症候群による上気道狭窄が疑われます．その際は，安静を保ち，酸素投与やアドレナリン吸入を行いながら，小児科医のほかに，救急医や麻酔科医にもコンサルトする必要があります．また，治療反応性に乏しい症例や，クループ症状を反復する症例，重症度が高い症例，年長児例などでは，後日耳鼻咽喉科へコンサルトし，解剖学的狭窄病変がないかを評価してもらうこともあります．

## 2 虐待かもしれない外傷の子ども

### 症例2

４カ月男児．３時間前に大人用のベッドから転落して救急外来を受診した．左大腿部の腫脹があり，左大腿部を触診すると激しく啼泣する．大腿の単純Ｘ線検査を実施すると左大腿骨骨幹部骨折が判明した（図3）．当直の小児科医，整形外科医に相談したところ，虐待の可能性があるため情報を集める方針となった．

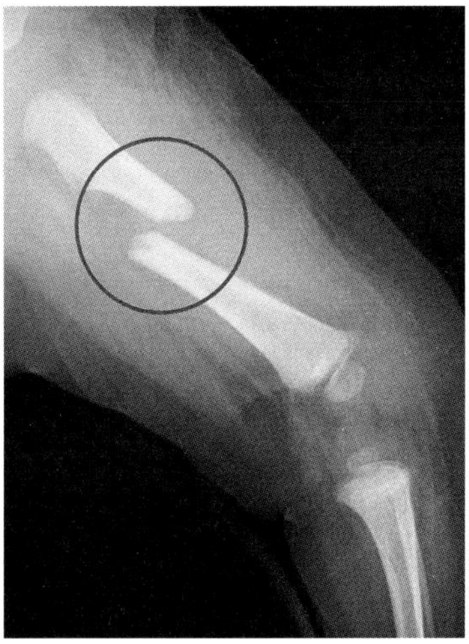

図3 症例2：左大腿単純Ｘ線写真
（正面像，救急外来での診察直後に撮影した画像）

**問題4：身体的虐待が疑われるときに確認するべき事項として優先度が最も低いのはどれか？**

ⓐ 受傷機転の詳細（時間や場所，目撃の有無など）
ⓑ 受診行動の遅れがないか
ⓒ 短期間での外傷がくり返されていないか
ⓓ 保育園に通園しているか
ⓔ 成長，発達の程度

## ● 問題4の解説：虐待を疑ったときの病歴聴取

児童相談所への虐待相談件数は増加の一途をたどっており，メディアでもさかんに虐待のニュースが取り上げられています．救急外来を受診する虐待症例の多くは外傷を主訴に受診するため，**子どもの外傷をみたら「虐待ではないか？」という姿勢で診療する**ことを忘れてはいけません．虐待がないか確認するための病歴聴取は，普段行っている病歴聴取の延長にあります．受傷機転の詳細を確認し，**出来事が起こった瞬間の再現VTRを作ることができるように情報を整理**していきます．子ども虐待初期対応ガイドのなかで，虐待を疑う周辺状況について「CHILD ABUSE」（表3）の頭文字でまとめられています[5)]．

**問題4**のうち，「ⓐ 受傷機転の詳細（時間や場所，目撃の有無など）」は，受傷部位や受傷エネルギーを推定する際に最も重要な情報です．「ⓑ 受診行動の遅れがないか」，「ⓒ 短期間での外傷がくり返されていないか」についても，病歴聴取の流れのなかで確認します．「ⓔ 成長，発達の程度」を確認し，受傷機転と発達段階の整合性を評価することも重要です．健康診断，予防接種，出生時情報，保護者の情報を同時に得られる手段として，母子手帳が有用です．「ⓓ 保育園に通園しているか」も情報として入手してもよいですが，救急外来で虐待を疑った際に必要な，優先度の高い情報ではありません．

**問題4の解答　ⓓ 保育園に通園しているか**

**症例2**は，まだ寝返りもできない4カ月児の転落外傷であり，結果は左大腿骨骨幹部骨

**表3** 虐待を疑ったときに確認する周辺状況

| | | |
|---|---|---|
| Care delay | 受診行動の遅れ | 損傷が生じてから受診までの時間軸に不自然なところがないか？ |
| History | 問診上の矛盾 | 語る人により受傷機序等の医学ヒストリーが異なっていないか？<br>一貫性はあるか？ 現症と合致しているか？ |
| Injury of past | 損傷の既往 | 短時間でくり返してケガで受診している．<br>カルテが各科別の医療機関は特に要注意． |
| Lack of Nursing | ネグレクトによる<br>事故・発育障害 | 何が・いつ・どこで・どのように起きたか，を語れるか？<br>誰が一緒にいたか？ 定期受診は？ 検診は？ |
| Development | 発達段階との矛盾 | 『ハイハイをしない子に，挫傷や骨折は起こりえない』<br>●およその目安：寝返り5カ月，ハイハイ9カ月，始歩13カ月 |
| Attitude | 養育者・子どもの態度 | 養育者の，子どもや医療スタッフへの反応や，<br>子どもの，養育者に対する反応に気になる点はないか？ |
| Behavior | 子どもの行動特性 | 緊張度がきわめて高い，攻撃的な言動が多い，<br>過度に馴れ馴れしい，落ち着きが全くない，性化行動　など |
| Unexplainable | ケガの説明がない・<br>できない | ケガの説明がない場合，虐待/ネグレクトの両面を考慮，<br>話のできる年齢の子どもがわからないと言う場合，要注意． |
| Sibling | きょうだいが加害した<br>との訴え | 重度・複数個所のケガを，幼小児が加えることはきわめて稀<br>幼いきょうだいがいる場合，言い訳として最も汎用される． |
| Environment | 環境上のリスクの存在 | 家族リスク：社会的孤立，経済的要因，複雑家庭等<br>子どものリスク：望まぬ出生，育てにくい子ども |

文献5より引用．

折でした（図3○）．月齢や受傷機転と，判明した外傷の整合性がない場合には，虐待の可能性を考えなければなりません．子どもは，身体的成長や発達段階に応じて，怪我をしやすい部位や怪我の種類が変化します．例えば，頭が大きくまだ歩行が不安定な乳幼児では頭部打撲や顔面打撲が多く，小学生以上の学童になると四肢の外傷が増えます．では，虐待でみられる特異的な外傷とはどのような外傷なのでしょうか？

**問題5：虐待の特異度が高い骨折（これがあったら虐待っぽい骨折）はどれか？**

ⓐ 3歳 鎖骨骨折
ⓑ 5歳 上腕骨顆上骨折
ⓒ 6歳 前腕骨遠位端骨折
ⓓ 3歳 肋骨後部骨折
ⓔ 1歳 頭蓋骨線状骨折

## ● 問題5の解説："虐待っぽい"骨折

虐待によって起こりやすい骨折を**表4**にまとめました[6]．肋骨後部骨折は，乳幼児ではきわめて稀です．肋骨後部の骨折は，大人が乳幼児の体幹部をつかんで激しく揺さぶることで生じます．骨折のうち虐待の特異度が高い骨折として古典的にいわれるのが，骨端線損傷であり，corner fracture（角骨折），bucket handle fracture（バケツの柄骨折）と表

**表4 虐待によって起こる骨折**

| 虐待の特異度 | 骨折 |
|---|---|
| 高 | 古典的骨幹端損傷 |
| | 肋骨骨折（特に後内側部） |
| | 肩甲骨骨折 |
| | 脊椎棘突起骨折 |
| | 胸骨骨折 |
| 中 | 多発した骨折（特に両側性） |
| | 新旧混在の骨折 |
| | 骨端離開 |
| | 椎体骨折，亜脱臼 |
| | 指趾骨骨折 |
| | 複雑な頭蓋骨骨折 |
| | 骨盤骨折 |
| 低 | 骨膜下骨新生 |
| | 鎖骨骨折 |
| | 長管骨骨幹部骨折 |
| | 頭蓋骨線状骨折 |

文献6より引用．

現されます（図4）[6,7]．乳幼児において，大人に揺さぶられたり四肢をねじられることで，骨が鞭のようにしなり，長管骨の一次海面体層が破壊され剥離し，骨端線損傷となります．図5は**症例2**において全身骨X線撮影で判明した右大腿遠位骨端線損傷（○）です．corner fracture（角骨折）様の典型的な骨端線損傷で，**表4**で示したように，虐待の特異度が高い骨折パターンの代表です．

鎖骨骨折や長管骨骨折は，虐待の特異度が高いとは言えません．頻度も高く，子どもの年齢，発達，受傷機転との整合性を合わせて虐待かそうでないかを慎重に評価する必要があります．

虐待による頭部外傷は総じてabusive head trauma（以下AHT）と呼ばれます．硬膜下血腫は，虐待によるものが偶発的外傷に比べて8倍も多く，脳実質損傷は3倍多いといわれます[8]．頭蓋骨骨折において，けいれんや無呼吸を伴っていたり，または受傷機転が不明確な骨折はAHTの可能性が高く，単純な線状骨折や硬膜外血腫はAHTとの関連が低い

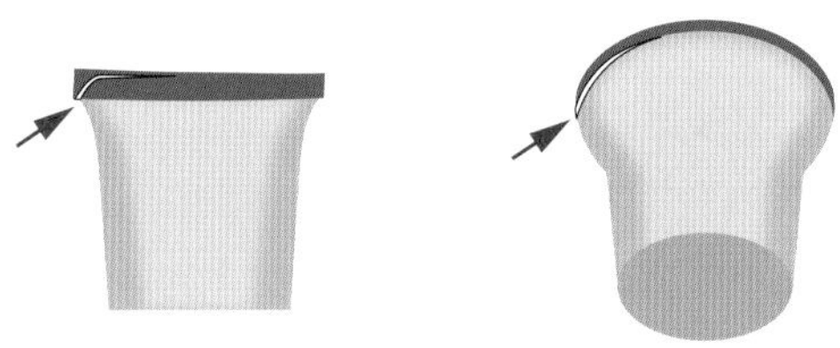

**図4 典型的な骨端線損傷のシェーマ**

文献6から引用．
骨折線（➡）は骨軟骨接合部の直下を走り，辺縁で骨幹部方向へ向きを変えて骨皮質へ向けて剥離している．左はcorner fracture（角骨折）と呼ばれる．右はbucket handle fracture（バケツの柄骨折）と呼ばれ，接線方向と少し角度がついてX線が照射された際に確認できる．

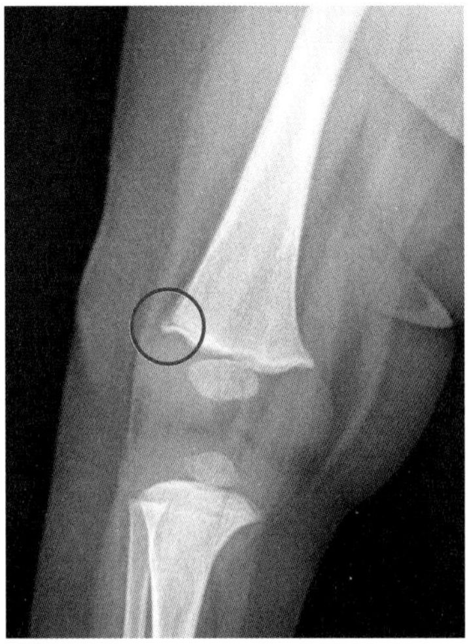

**図5 症例2：左大腿単純X線写真（正面像，入院時に撮影した全身骨X線の画像）**

と報告されています[9]．

骨折や頭部外傷以外に，打撲痕や熱傷でも虐待を考えなくてはいけません．虐待による外傷となりやすい部位は図6のような分布となります．特に，体幹（Torso），耳（Ears），首（Neck）のいずれかの外傷，または4カ月以下の乳児の外傷では虐待のリスクが高いといわれ，TEN-4 bruising ruleとしても知られています[10]．子どもの外傷を診る際は，脱衣を促し背部や臀部まで全身のくまない診察を怠ってはなりません．

**問題5の解答 ⓓ 3歳 肋骨後部骨折**

## ● 症候ごとのアプローチ

虐待が疑われる子どもへの基本原則は，対象となる子どもの安全を守ることです．家庭環境の安全が確認されるまでは帰宅させずに，医学的に問題がなくても社会的措置として入院させます．**症例2**は，小児科医と整形外科医との話し合いの結果，安静目的に入院としました．入院後，翌日にソーシャルワーカーを通じて児童相談所へ通告し，虐待であるかどうかの検証に入ることになりました．

医師としての責務は，**虐待の可能性のある子どもを見逃さないこと**で，**虐待を診断することではありません**．虐待かどうかを最終的に判断するのは児童相談所です．虐待行為が明らかでなかったとしても，不適切な養育によって子どもに身体的・精神的苦痛を生じる場合，マルトリートメント症候群として適切な対応を行う必要があります．医療機関は，地域全体で子どもを守るためのシステムの入り口の1つです．昨今，医療的対応以外にも福祉・保健対応，司法対応を並行して進められるように，**病院としてchild protection team（CPT）を結成する**ことの意義が叫ばれています[5]．小児科医を中心としてCPTを結成し，虐待を疑ったときのフローを作成し，病院全体で対応できる準備をしておくと研修医や救急医の助けになるかもしれません．

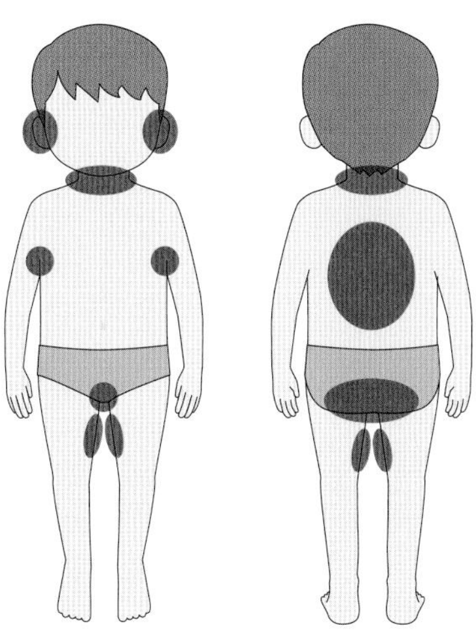

**図6** 虐待によって怪我をしやすい部位

また，救急外来で応対する際，虐待が強く疑われる子どもの保護者に対して，**常に中立的態度で接する**ようにしなければなりません．保護者に対して怒りをぶつけたり，非難するような態度をとることは決して子どもの幸せにつながりません．「加害者を告発する」のではなく，虐待を受けている子どもやその保護者を含めて社会から救う姿勢が重要です．

### ● コンサルトのタイミング

虐待は少しでも疑ったらその時点がコンサルトのタイミングです．しかし小児科医は外傷を見慣れていない場合もあるため，外傷の特徴だけ述べてもそれが身体的虐待に特異的かどうかの判断ができないこともあります．救急医や整形外科医などの専門診療科ともコンタクトをとったうえで，小児科医に相談する方がよいこともあります．病院にCPTに相当する組織がすでに存在する場合には，ぜひ軽症であっても相談することを勧めます．

## おわりに

軽症から重症，外因系から内因系すべてを対象にし，医学的問題や社会的問題にとどまらず子どもを取り巻く環境すべてを取り扱うのが小児救急です．その理念の核となるのは**子どもを救いたいという気持ち**です．本稿は小児救急医療のごく一部ですが，その魅力がほんの少しでも伝われば幸いです．

### 引用文献


1）「PALSプロバイダーマニュアル AHAガイドライン2015準拠」（American Heart Association/著），シナジー，2018
2）Westley CR, et al：Nebulized racemic epinephrine by IPPB for the treatment of croup：a double-blind study. Am J Dis Child, 132：484-487, 1978（PMID：347921）
3）Cherry JD：Clinical practice. Croup. N Engl J Med, 358：384-391, 2008（PMID：18216359）
4）Gates A, et al：Glucocorticoids for croup in children. Cochrane Database Syst Rev, 8：CD001955, 2018（PMID：30133690）
5）奥山眞紀子，他：厚生労働省科学研究費補助金子ども家庭総合研究事業 虐待対応連携における医療機関の役割（予防、医学的アセスメントなど）に関する研究 一般医療機関における子ども虐待初期対応ガイド．https://beams.childfirst.or.jp/shared/pdf/BEAMS_Stage1.pdf
6）「子ども虐待の画像診断 エビデンスに基づく医学診断と調査・捜査のために」（ポール・K・クラインマン/編，小熊栄二/監，溝口史剛/監訳），pp25-55，明石書店，2016
7）日本小児科学会 こどもの生活環境改善委員会：子ども虐待診療の手引き 第2版．2014 http://www.jpeds.or.jp/uploads/files/abuse_all.pdf
8）Kemp AM, et al：Neuroimaging：what neuroradiological features distinguish abusive from non-abusive head trauma? A systematic review. Arch Dis Child, 96：1103-1112, 2011（PMID：21965812）
9）Piteau SJ, et al：Clinical and radiographic characteristics associated with abusive and nonabusive head trauma：a systematic review. Pediatrics, 130：315-323, 2012（PMID：22778309）
10）Pierce MC, et al：Bruising characteristics discriminating physical child abuse from accidental trauma. Pediatrics, 125：67-74, 2010（PMID：19969620）

Profile

竹井寛和 (Hirokazu Takei)

東京都立小児総合医療センター 救命救急科

小児救急のプロフェッショナルになるために研鑽を積んでいます．救急超音波と傷害予防をサブスペシャリティの軸としています．小児救急医療に興味がある方，ぜひ一緒にその道を切り開いていきましょう．

**【Dr. 坂本'sコラム⑦】高齢者虐待の鑑別を忘れるな！**

小児の診療では，常に虐待の可能性も考慮し対応すると思いますが，高齢者ではどうでしょうか．『平成30年度「高齢者虐待の防止，高齢者の養護者に対する支援等に関する法律」に基づく対応状況等に関する調査結果』[1]によると，養介護施設従事者等※1による虐待判断件数は年間621件，養護者※2によるものは17,249件と，年々増加しています（図）．決して少なくなく，救急外来にも多くの疑い症例が来院していることをまず認識しましょう．

虐待は身体的なものが最多ですが，その他，養護者によるものでは心理的虐待，経済的虐待，介護等放棄の場合もあり，外傷を認めないからといって虐待ではないとはいえません．

受傷機転が明らかでない外傷以外に，症状出現から受診まで時間が経っている，褥瘡を認める，栄養状態が悪い，患者さんの病態に家族が無関心であるなど，違和感が少しでもあれば鑑別の１つに虐待をあげましょう．ただし，虐待が確定するまでは，あくまで“疑い”です．ほかの原因も含め鑑別し，虐待ありきで病歴を聴取してはいけませんよ．（坂本　壮）

※1：介護老人福祉施設など養介護施設または居宅サービス事業など養介護事業の業務に従事する者
※2：高齢者の世話をしている家族，親族，同居人等

**引用文献**

1）厚生労働省 平成30年度「高齢者虐待の防止、高齢者の養護者に対する支援等に関する法律」に基づく対応状況等に関する調査結果：
https://www.mhlw.go.jp/stf/houdou/0000196989_00002.html

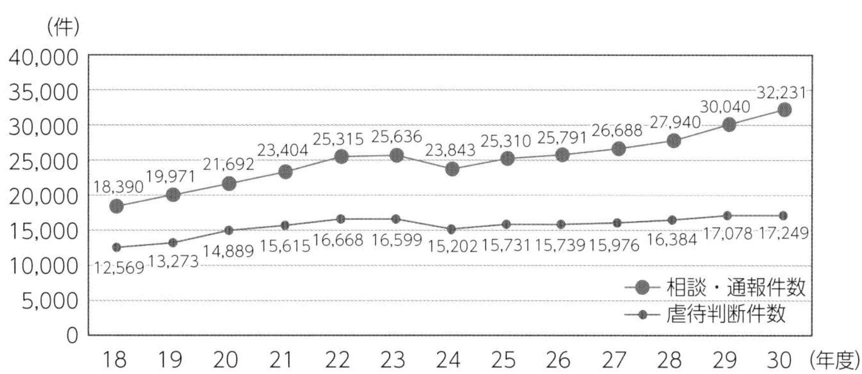


**図 養護者による高齢者虐待の相談・通報件数と虐待判断件数の推移**
文献1より引用．

# 女性の救急

## 若い女性が救急外来に来たら…

福井陽介，柴田綾子

①病歴聴取は大事ですが患者さんの訴えに惑わされないように注意しよう
②妊娠反応検査を理解しよう
③産婦人科へコンサルトするタイミングを知ろう

## はじめに

呼吸数はバイタルサインとして重要ですが，月経はどうでしょうか．2015年にアメリカ産婦人科学会（The American College of Obstetricians and Gynecologists：ACOG）から「若い女性では月経をバイタルサインとしてとらえよう」と提言されました[1]．「女性を見たら妊娠を疑え」という金言がありますが，腹痛の鑑別に月経歴も役立ちますよ．女性への上手な病歴聴取の方法もあわせて学んでいきましょう．

## 1 若年女性の下腹部痛

**症例1**

24歳女性．左下腹部痛で救急外来を受診した．昨晩から同部位にチクチクとした痛みがあり，本日増強してきたため受診．最終性交渉は1週間前でコンドームを用いた避妊は徹底しているとのこと．最終月経開始日は昨日で現在性器出血あり．月経周期は30日，0妊0産である．軽度の嘔気を伴うが嘔吐などほかの症状はない．意識清明，血圧100/60 mmHg，脈拍数60回/分，呼吸数16回/分，体温36.7℃．

**問題1：まず行うべき対応はどれか？**
ⓐ 尿検体にて妊娠反応検査を行う
ⓑ 血液検査にて血中hCGの定量を行う
ⓒ 産婦人科へコンサルトを行う
ⓓ 腹部CT検査を行う

## ● 問題1の解説：女性の下腹部痛の原因

女性の下腹部痛は，消化器，泌尿器，生殖器などさまざまな臓器が原因となります．女性の腹痛では骨盤内炎症性疾患（pelvic inflammatory disease：PID），異所性妊娠，卵巣出血，卵巣嚢腫茎捻転などが多くを占めますが（図1），まずは尿検体での妊娠反応検査（以下，妊反）を行います．鑑別はここからはじまります．

### ● 尿検体で妊娠反応検査をしよう

最終月経開始日を妊娠0週0日として，**妊娠4週～5週頃より妊反は陽性になります**．下腹部痛の患者さんが妊反陽性の場合は異所性妊娠を考えます．ただし，正常妊娠のごく初期の可能性も十分にあり，患者さんに過度の心配を与えてはいけません．

異所性妊娠は子宮内膜以外の場所に着床したもので，全妊娠の0.5～1％程度に発症します[2]．下腹部痛や性器出血を伴うことが多いですが，無症状の場合もあります．**問題1**では異所性妊娠に伴う不正性器出血を月経と勘違いしていた症例でした．

異所性妊娠の98％以上は卵管妊娠のため[2]，経腹超音波検査で肥厚した子宮内膜内に胎嚢が確認できない場合は子宮周囲の付属器領域を念入りに検索しましょう（図2）．腹腔内

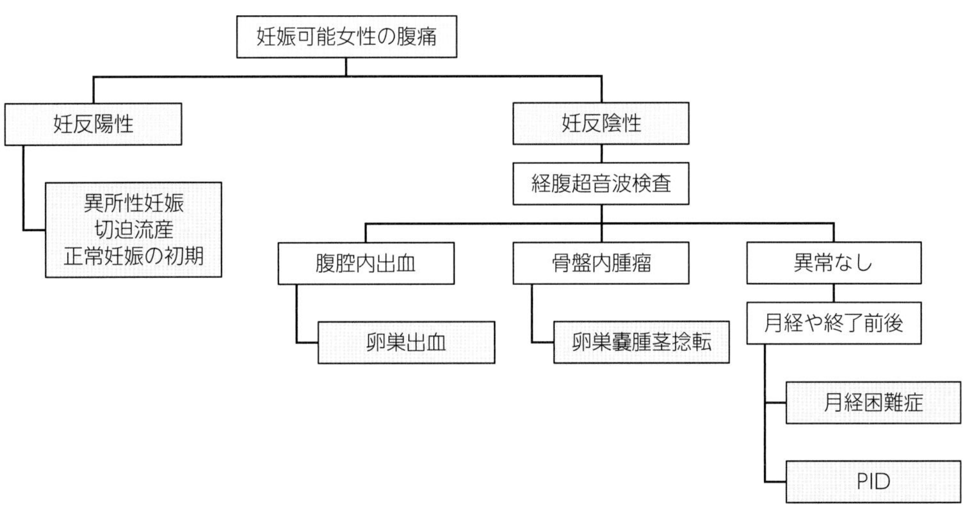


**図1 妊娠可能女性の腹痛の鑑別の例**
妊反後に経腹超音波検査で腹腔内出血や骨盤内腫瘤を探そう．

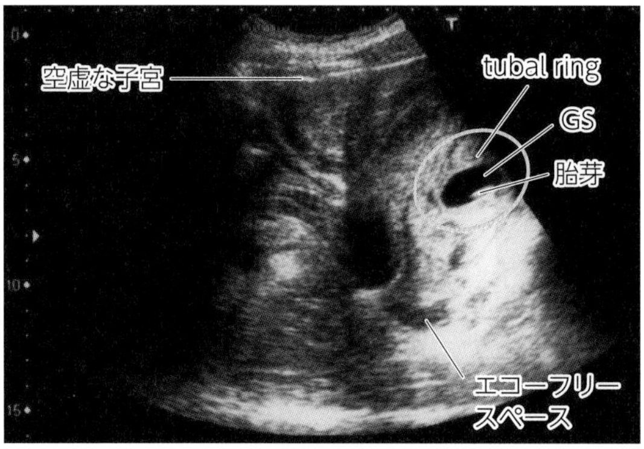


**図2 異所性妊娠破裂**
文献3より転載.
子宮外にGS（gestational sac：胎嚢）が確認できる.
また，エコーフリースペースも認める.

出血を示唆するダグラス窩の液体貯留や性器出血を伴う場合など少しでも悩んだ際は産婦人科コンサルトが必要です.

異所性妊娠を見逃したために卵管破裂で出血性ショックとなり死亡に至ることもあります．妊反陰性であれば，異所性妊娠は除外できるので必ず妊反をみましょう.

異所性妊娠の治療は基本的には卵管切除などの外科的治療ですが，保険外治療としてメトトレキサートの全身または局所投与が行われることもあります.

**問題1の解答　ⓐ 尿検体にて妊娠反応検査を行う**

**ここがピットフォール**

月経と思いきや，妊娠による不正性器出血のこともあり！

**ここがポイント**

下腹部痛で妊反陽性の場合や鑑別診断に苦慮する場合はコンサルト必須！

## 2 1週間続く下腹部痛

**症例2**

28歳女性．下腹部痛で救急外来を受診した．1週間前から下腹部痛があり，数日前より痛みは左右に広がってきた．痛みは持続し，体動で増悪する．嘔気や嘔吐はない．詳細な病歴聴取を行ったところ，数週間前より黄緑色の帯下があるが外陰部掻痒感はなし．最終月経は5日前より4日間，月経周期は28日型，1妊1産である．意識清明，血圧120/70 mmHg，脈拍数80回/分，呼吸数20回/分，体温37.2℃.

**問題2：まず行うべき検査はどれか？**

ⓐ 腹部CT　ⓑ 内診
ⓒ 血液検査　ⓓ 妊娠反応検査

## ● 問題2の解説：それらしい病歴が聴取できても…

月経歴や性交渉歴の聴取は非常に重要ですが，主観的ですべて鵜呑みにすると失敗します．あくまで参考とし，妊娠の除外は妊娠反応検査で行うという基本は変わりません（図1）．

陽性であれば，前述のように異所性妊娠や切迫流産などが鑑別にあがり，産婦人科コンサルトは必須でしょう．妊娠反応検査キットは判定ラインの濃さで尿中hCGの値をおおまかに推定できるキットがあるなど各メーカーによって異なるため，一度は添付文書を読みましょう．

**問題2の解答　ⓓ 妊娠反応検査**

**症例2のつづき**

妊娠反応検査は陰性であった．腹部は下腹部全体に圧痛があり，経腹超音波検査で両側付属器腫大やダグラス窩の液体貯留を認めなかった．

**問題3：最も疑われる診断はどれか？**

ⓐ 卵巣出血　ⓑ 卵巣嚢腫茎捻転
ⓒ 急性虫垂炎　ⓓ PID

## ● 問題3の解説：妊反陰性で超音波検査でも異常を認めないとき

卵巣出血であればダグラス窩に液体貯留を，卵巣嚢腫茎捻転であれば腹部超音波検査で通常，6～7 cm大の卵巣腫瘍を認めることが多いです．今回はそういった所見は認めませんでした．

### ● 紛らわしい急性虫垂炎とPIDの鑑別は？

急性虫垂炎は悪心や嘔吐，食欲不振などの消化器症状を伴うことが多く，腹痛の後に悪心が出現します．典型的には心窩部から右下腹部などへの痛みの移動も特徴的です．PIDは消化器症状を伴わず，痛みの移動もありません．ただし，痛みは子宮，卵管および卵巣と広がることはあります．

両側の腹部圧痛[4)]や帯下（腟分泌液）異常，特に膿性帯下[5)]があればPIDらしさが増します．正常な帯下は白色ですが，クラミジア感染などで帯下が黄色に変化し，悪臭や量の増加を伴うことがあるので，まずは聴取してみましょう．非産婦人科医であれば直腸診で子宮頸部の可動痛をみてもよいでしょう．また，PIDは月経終了前後に多く（表1），原因はクラミジアや淋菌，腸内細菌群などさまざまです．

**問題3の解答　ⓓ PID**

### ① PIDに対して行うべき検査と治療は？

帯下の検査は起因菌を判明させるために可能であれば行っておきましょう．淋菌とクラミジアは子宮頸管粘液をPCR法で検出することが一般的です．検査結果はすぐに判明しないことも多いため，治療としては原因となりうる淋菌にセフトリアキソン，クラミジアにドキシサイクリンまたはアジスロマイシン，腸内細菌群にメトロニダゾール…とすべてをカバーせざるを得ません．重篤感がなく，膿瘍を認めなければ外来治療も可能です．抗菌薬の投与3日以内に再診してもらい解熱，腹部や子宮および付属器の圧痛や子宮頸部可動痛が軽快していることを確認しましょう[6)]．

処方例：

| | |
|---|---|
| セフトリアキソン（ロセフィン®） | 1回1 g　1日1回　静脈投与 |
| ＋ドキシサイクリン（ビブラマイシン®） | 1回100 mg　1日2回（朝・夕）　14日間　内服 |
| ±メトロニダゾール（フラジール®） | 1回500 mg　1日2回（朝・夕）　14日間　内服 |

・ドキシサイクリンをアジスロマイシン（ジスロマック®）1回1 g 1週間に1回内服を2週間に変更してもよい
・メトロニダゾールは飲酒で顔面紅潮などのアンタビュース様作用をきたすため禁酒とする

### ② 帰宅前に指導しておくべきことは？

性感染症の第一の予防策は性行動の見直しです．コンドームは避妊としては完璧といえませんが，性感染症予防として使用徹底が必要です．PIDの女性と60日以内に性交渉をもった人は検査の対象です[6)]．性感染症であれば蔓延する恐れがあるため何とか治療につなげたいですね．

**表1　月経時期に応じた下腹部痛の鑑別の例**

| | |
|---|---|
| 月経 | ・**月経困難症**（月経1～2日目に多い）<br>・**PID**（月経終了前後に多い） |
| 卵胞期 | ・月経3～7日目 |
| 排卵 | ・**排卵痛**（月経14日目前後に多い） |
| 黄体期 | ・**卵巣出血** |

卵巣出血の重症ではショックバイタルや緊急止血手術となることもあるため注意しよう．

**ここがピットフォール**

性行動の病歴聴取も大事ですが，子宮頸部の可動痛，帯下異常も確認しましょう．

**ここがポイント**

外来治療も可能ですが，再診しない可能性もあるので，性行動に対する指導も行いましょう．

## 3 感冒様症状で受診した妊婦

**症例3**

32歳妊婦．発熱，鼻汁，咳嗽で救急受診．関節痛や悪寒はないという．夫が数日前から同様の症状とのこと．現在，妊娠14週0日，1妊0産である．意識清明，血圧102/60 mmHg，脈拍数76回/分，呼吸数12回/分，体温38.5℃．

咽頭後壁は軽度の発赤，扁桃腫大なし，頸部リンパ節も明らかな腫大なし，呼吸音は清．「熱で体がだるく，咳嗽がしんどい」とのことでアセトアミノフェン頓用とデキストロメトルファンを処方して，数日で軽快なければ再度受診するよう説明し帰宅した．

**問題4：この妊婦が救急外来を受診した際に聞いておく必要のないことはどれか？**

ⓐ 胎動減少の自覚　ⓑ 破水感の有無
ⓒ 子宮収縮の自覚　ⓓ 性器出血の自覚

### ● 問題4の解説：妊婦の病歴聴取では妊娠週数も意識しよう

妊婦さんが受診した際にまず聴取すべきことが4つあります．語呂合わせで「**鯛はシュシュッ**」，これは妊婦のレッドフラッグの覚え方で，① **胎動減少**，② **破水**，③ **子宮収縮**，④ **性器出血**です（図3）．これら1つでも該当すれば産婦人科受診を促すか，コンサルトを行いましょう．

とはいえ胎動自覚は妊娠16週～20週頃であり[2)]，**問題3**の患者さんは妊娠14週であるため胎動減少の自覚を聴取する意義は乏しいです．胎動自覚は曖昧なもので，妊婦さんの「いつもと違う」という感覚を大事にする施設や，胎動カウントを妊娠30週前後よりするよう説明している施設もあります．ただし，コミュニケーションとして「胎動はこの週数ではまだですよね」と話題にしてもよいでしょう．

**問題4の解答　ⓐ 胎動減少の自覚**

**鯛はシュシュッ!!**

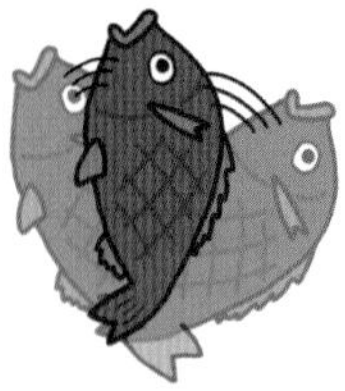

| | |
|---|---|
| 鯛 | 胎動減少 |
| は | 破水 |
| シュ | 子宮収縮 |
| シュッ | 性器出血 |

妊娠＝おめでタイで覚える！

**図3** 妊婦のレッドフラッグの覚え方
イラスト：春柴

## 4 女性を診るときのアプローチ

### ● 女性に3つの“歴”を確認しよう：月経歴，性交渉歴，妊娠歴

あらかじめ，問診票に記入してもらい，それに沿って聴取するとスムーズに進みます．性交渉歴や妊娠歴，特に過去の流産や中絶に関しては非常にプライベートな内容が含まれるので聴取のしかたや環境などに注意が必要です．

#### ❶ 最終月経開始日

余裕があれば，直近の3回程度の月経について，月経周期，持続期間，過多月経の有無（ナプキンの交換頻度，凝血塊が出るか等），月経困難症（鎮痛薬の使用頻度，月経痛で日常生活に支障がないか等）なども含めて聴取します．

#### ❷ 性交渉歴

「答えたくなければ答えなくてよいですが，同じ症状の人皆さんに聞いているのですが…」と前置きしたうえで聴取しましょう．複数のパートナーがいるかどうかや，肛門を使うかどうかなどを5P（Partners，Practices，Protection from STDs，Prevention of pregnancy）に沿って聴取するとよいでしょう（**表2**）．ただし，直接的すぎる表現で聴取すると関係性が非常に悪くなるため注意してください．性交渉（セックス），避妊，クラミジアや淋菌という3つのワードから聴取しはじめ，必要であれば詳細に聴取しましょう．

**○ 聞き方の例**

「最後の性交渉はいつですか．パートナーは彼氏さんだけですか．日付など記録していればスマホや手帳を確認お願いします」

「避妊はどうですか．毎回コンドームはきっちり装着できていましたか．妊娠でお腹が痛いこともあるので，念のために尿検査で妊娠していないかどうか確認させてください」

「クラミジアや淋菌などの性感染症はご存知ですか．罹ったことはありますか」

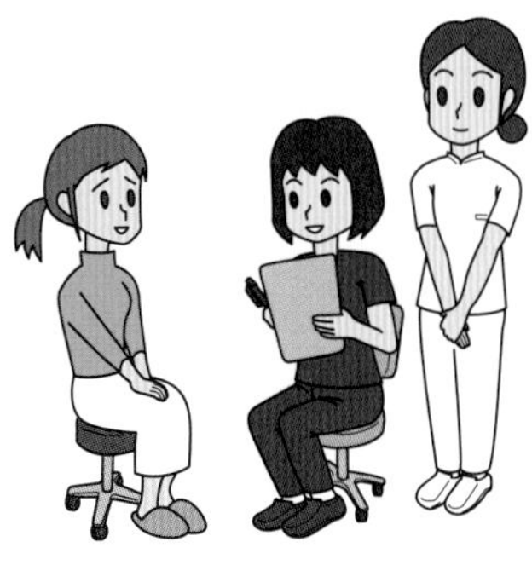

**表2 性感染症の5P病歴聴取**

| |
|---|
| ① Partner：性行為の相手について |
| ・性行為の相手は男性ですか？ 女性ですか？ 両方ですか？<br>・過去2カ月間に何名の方と性行為をしましたか？ |
| ② Practices：性行為の内容について |
| ・性行為のときはコンドームは使用しますか？<br>→ 毎回使用しますか？ 時々ですか？ どのタイミングで着けますか？<br>・アナル（肛門）セックスはしたことがありますか？ コンドームは使用しますか？<br>・オーラル（口腔）セックスはしたことがありますか？<br>・コンドームの使用に関して<br>全く使わない場合→ コンドームを使わない理由はありますか？<br>たまに使う場合→ どのような状況ではコンドームを使用しますか？ |
| ③ Prevention of pregnancy：避妊の方法について |
| ・避妊のために何かしていますか？（コンドームやピルなど） |
| ④ Protection from STDs：性感染症の予防について |
| ・性感染症やHIVの予防のために何かしていますか？<br>（コンドーム・A型肝炎・B型肝炎ワクチン・HPVワクチンなど） |
| ⑤ Past history of STDs：性感染症の既往歴について |
| ・性感染症にかかったことはありますか？ どのような治療を受けましたか？<br>・パートナーが性感染症にかかったことはありますか？ |

文献7を参考に作成．

### ❸ 妊娠歴

「○妊●産」または「G○P●」と表記します．○は現在の妊娠を含む妊娠回数，●は妊娠22週からの分娩回数です．簡素化した表記のためわかりやすいよう，分娩様式など付記することが望ましいです．帝王切開歴がある場合は手術適応も確認しましょう．

#### ○ 表記の例

2妊2産　第1子は経腟分娩，第2子は重症妊娠高血圧症候群のため緊急帝王切開．

## 5 コンサルトのタイミング

① 妊反陽性や原因が特定できない下腹部痛など

② 内診や経腟超音波検査で詳細に診察したい場合

③ 妊婦で「鯛はシュシュッ」に該当する場合

## おわりに

敬遠されがちな産婦人科疾患の多くは内診せずとも，疑うことや診断することは可能です．まずは疾患ごとの典型的な症状や経過を頭に入れて，見逃してはいけない疾患を考えつつ鑑別していきましょう．女性の腹痛では，月経歴（時間軸）や随伴する症状を聴取することで，適切な診断やマネージメントにつながります．

## 引用文献


1）The American College of Obstetricians and Gynecologists：Women's Health Care Physicians. Menstruation in Girls and Adolescents：Using the Menstrual Cycle as a Vital Sign. 2015
https://www.acog.org/Clinical-Guidance-and-Publications/Committee-Opinions/Committee-on-Adolescent-Health-Care/Menstruation-in-Girls-and-Adolescents-Using-the-Menstrual-Cycle-as-a-Vital-Sign?IsMobileSet=false

2）「産科婦人科用語集・用語解説集 改訂第4版」（日本産科婦人科学会/編・監），日本産科婦人科学会，2018

3）森 浩介：異所性妊娠破裂．「救急超音波診 救急診療にエコーを活用する」（森村尚登/監，本多英喜/編，J-POCKEYS開発ワーキングチーム/著），pp115-117，羊土社，2016

4）Morishita K, et al：Clinical prediction rule to distinguish pelvic inflammatory disease from acute appendicitis in women of childbearing age. Am J Emerg Med, 25：152-157, 2007（PMID：17276803）
↑PID 72人と虫垂炎109人から両者の鑑別のために臨床予測ルールを提案している．

5）Gaitán H, et al：Accuracy of five different diagnostic techniques in mild-to-moderate pelvic inflammatory disease. Infect Dis Obstet Gynecol, 10：171-180, 2002（PMID：12648310）

6）Centers for Disease Control and Prevention：2015 Sexually Transmitted Diseases Treatment Guidelines. Pelvic Inflammatory Disease（PID）.
https://www.cdc.gov/std/tg2015/pid.htm
↑CDCがPIDについて病態から検査，診断，治療，フォローアップまで記載している．

7）Centers for Disease Control and Prevention：2015 Sexually Transmitted Diseases Treatment Guidelines. Clinical Prevention Guidance.
https://www.cdc.gov/std/tg2015/clinical.htm



Profile

**福井陽介**（Yosuke Fukui）

大和高田市立病院 産婦人科
（2020年4月から奈良県立医科大学附属病院 産婦人科）
産婦人科疾患をきわめるのはもちろん，それ以外の他科の疾患にも診断や治療に寄与できるようなジェネラルな医師をめざしています．

**柴田綾子**（Ayako Shibata）

淀川キリスト教病院 産婦人科
女性の腹痛は，何例経験しても難しいものです．最近は，産婦人科と他科の先生との橋渡しができるような情報発信に力を入れて活動しています．

**【Dr.坂本'sコラム⑧】腹痛患者では常に虫垂炎の鑑別を！**

女性が腹痛など消化器症状を主訴に救急外来を受診したら妊娠の可能性を考え対応する，ということはこの項目で十分理解できたと思います．それと同時に，虫垂炎も常に意識しておきましょう．虫垂炎は非常に頻度の高い疾患で，医学部の同級生のなかに必ずと言っていいほど経験者がいるでしょう．また，高齢者の既往歴を確認すると，あの方もこの方も，といった感じで虫垂炎の手術歴があるものです．

虫垂炎は胃腸炎と誤診されることが多いですが，これを防ぐためには虫垂炎の症状の出現順を覚えておくとよいでしょう〔胃腸炎の満たすべき3つの条件はコラム②（p.42）参照〕．虫垂炎は一般的に**表1**の通り心窩部痛からはじまり，その後嘔気・嘔吐などを認め，典型的な痛みの部位である右下腹部痛を認めます．そして，発熱や白血球上昇を認めるのは，その後です．嘔気・嘔吐と腹痛を伴っているから胃腸炎，右下腹部に痛みがないから虫垂炎ではない，発熱や白血球上昇が認められないから虫垂炎ではない，とはいえないのです．心窩部痛からはじまり，その後嘔吐している場合には要注意なのです．非常に頻度の高い疾患がゆえに，例外はいくらでもありますが，まずは典型的な症状，順番を意識するだけで見逃しは減るものです．

虫垂炎らしさを見積もるスコアとして，Alvarado score（**表2**）が有名です．これを見積もり“らしさ”を評価することは重要（低リスク：0～3点，中リスク：4～6点，高リスク：7～10点）なのですが，これはあくまで来院時点でのらしさであって，低リスクだから虫垂炎にはならないということではありません[1]．リスクが低く帰宅可能と判断した場合には，患者さん，家族への説明を十分に行い，現在の病状，今後の経過について理解してもらうことは必須です．一方的に話をして帰宅させるのではなく，相手の理解度を意識した対応をとりましょう．医療従事者が説明した内容を「患者自身の言葉」で説明してもらう（Teach-Back），ポイントを記載する，説明文の用紙を作成するなども有用です．

（坂本　壮）

## 引用文献


1）McKay R & Shepherd J：The use of the clinical scoring system by Alvarado in the decision to perform computed tomography for acute appendicitis in the ED. Am J Emerg Med, 25：489-493, 2007（PMID：17543650）

2）Alvarado A：A practical score for the early diagnosis of acute appendicitis. Ann Emerg Med, 15：557-564, 1986（PMID：3963537）


**表1 虫垂炎の症状の出現順**

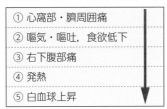

| |
|---|
| ① 心窩部・臍周囲痛 |
| ② 嘔気・嘔吐，食欲低下 |
| ③ 右下腹部痛 |
| ④ 発熱 |
| ⑤ 白血球上昇 |

**表2 Alvarado score**

| | | |
|---|---|---|
| migration | 心窩部，臍部痛から右下腹部痛へ（痛みの移動） | 1 |
| anorexia | 食欲低下 | 1 |
| nausea | 嘔気・嘔吐 | 1 |
| tenderness | 右下腹部痛 | 2 |
| rebound | 反跳痛 | 1 |
| elevated | 発熱＞37.3℃ | 1 |
| leukocytosis | 白血球＞1万/μL | 2 |
| shift of WBC | 白血球左方移動 | 1 |

文献2より引用．

# 整形救急

藤井達也

①初期診療のはじめの一歩はバイタルサインとABCの確認から！
②X線検査の前に受傷機転，患肢の状況，疼痛部位の確認を！
③X線オーダーは目的，撮影肢位，撮影範囲に注意して！

## 1 左鼠径部を痛がっている認知症患者

**症例1**

80歳代女性．認知症の既往があり，施設入所中でADLは自立していた．

来院当日の朝，ベッドの横で臥位になっているところを発見され，職員がベッドにもどしたところ左鼠径部を痛がっていた．昼になっても痛がるため救急要請のうえ，搬送された（図1）．

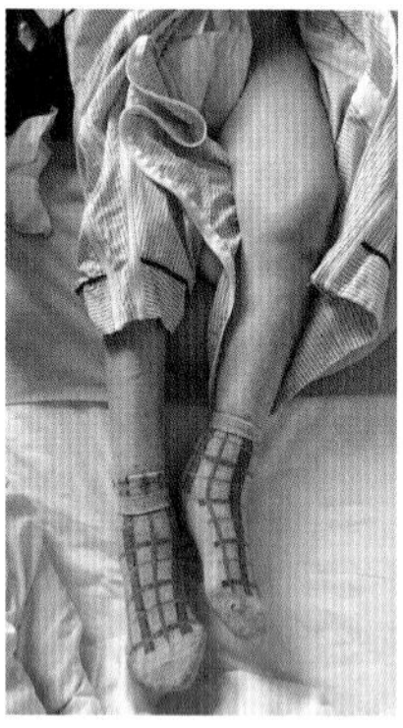

図1 患者さんの搬送時の肢位

**問題1：まずすることは何か？**

ⓐ X線検査
ⓑ バイタルサインの確認
ⓒ 疼痛部位の精査
ⓓ 受傷機転の詳細な病歴聴取

## ● 問題1の解説：外傷患者の初期対応

最初に行うことはバイタルサインの確認です．この時点では患者さんがなぜベッドの横で臥位になっていたのかや，左鼠径部の痛みの原因がわかっていません．加えて，外傷があるとすると，呼吸や循環に影響があるかもしれません．例えば大腿骨骨折がある場合には，疼痛と出血により呼吸数と脈拍数が上昇したり，出血量が多くなると（大腿骨だと500～1,000 mL程度出ることも）血圧低下をきたすこともあります．「外傷初期診療ガイドライン」[1]では出血量とバイタルサイン，意識レベルの関係性について図2のようにまとめられています．

したがって，病着時にバイタルサインを診るとき，疼痛による影響と，骨折やそれに伴う出血の影響も考慮しながら評価することが次の行動につながります．

本症例のバイタルサインは脈拍数92回/分，血圧150/91 mmHg，呼吸数24回/分，$SpO_2$ 99％（room air），体温36.8℃であり，疼痛により呼吸数は増えていますが脈拍数，血圧から出血量はまだそれほど多くないと考えられます．

**ここがポイント**

**バイタルサインから出血量を推定する！**

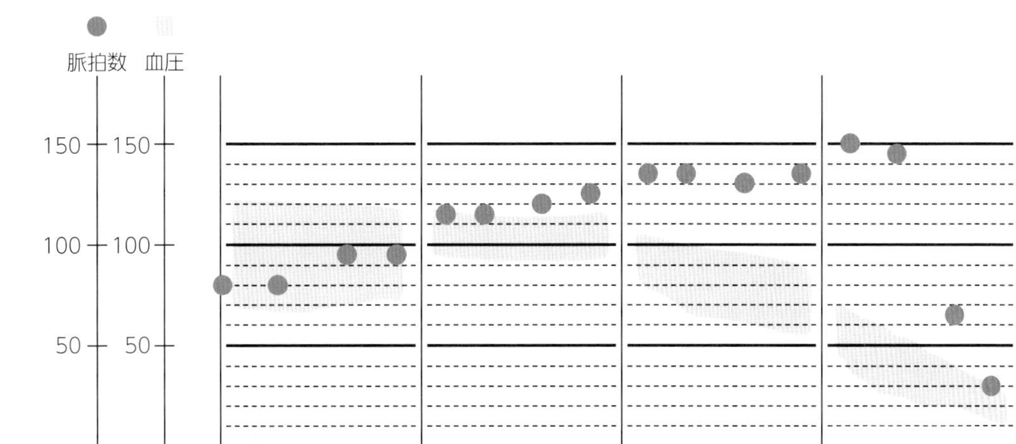

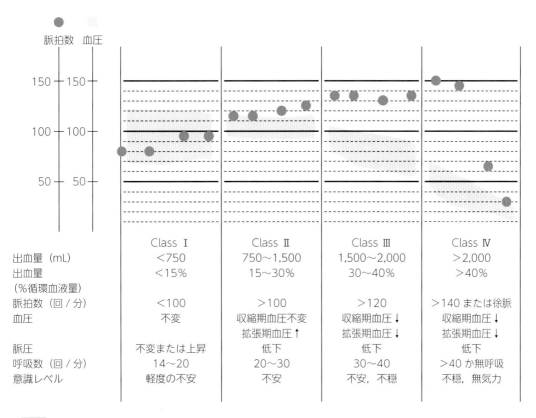

| | Class Ⅰ | Class Ⅱ | Class Ⅲ | Class Ⅳ |
|---|---|---|---|---|
| 出血量（mL） | ＜750 | 750～1,500 | 1,500～2,000 | ＞2,000 |
| 出血量（％循環血液量） | ＜15％ | 15～30％ | 30～40％ | ＞40％ |
| 脈拍数（回/分） | ＜100 | ＞100 | ＞120 | ＞140または徐脈 |
| 血圧 | 不変 | 収縮期血圧不変<br>拡張期血圧↑ | 収縮期血圧↓<br>拡張期血圧↓ | 収縮期血圧↓<br>拡張期血圧↓ |
| 脈圧 | 不変または上昇 | 低下 | 低下 | 低下 |
| 呼吸数（回/分） | 14～20 | 20～30 | 30～40 | ＞40か無呼吸 |
| 意識レベル | 軽度の不安 | 不安 | 不安，不穏 | 不穏，無気力 |

**図2** 出血性ショックの重症度分類と出血量，バイタルサイン・症状（文献2より引用・改変）
体重70 kgを想定．文献1より転載．

次に確認するのが頚椎です．**外傷患者では「頚椎損傷があるものとして対応する」という“大原則”**があります．交通事故であれば，もしかしたら四肢だけでなく頚椎や頭部外傷もあるかもしれないと想起できると思います．しかし，今回の症例のように受傷機転がはっきりしない高齢者の場合や，本人が病歴を言えない場合，四肢に骨折など注意をそらすような痛みがある場合も頚椎損傷が隠れていることがあります．大原則を忘れずに対応することで見逃しを防げます．

**ここがポイント**

すべての外傷患者では頚椎損傷があるものとして初療にあたる！

**問題１の解答　ⓑ バイタルサインの確認**

**問題２：本症例へのＸ線オーダーで最も適切なものはどれか？**

ⓐ 大腿骨２方向（正面，側面）
ⓑ 両側股関節正面，左股関節ラウエンシュタイン
ⓒ 両側股関節正面，左股関節軸位
ⓓ 骨盤正面

## ● 問題２の解説：鼠径部痛のＸ線検査

**Ｘ線のオーダーを考えるにあたり確認することは「受傷機転」「患肢の状況」「疼痛部位」です．**ここでは「患肢の状況」と「疼痛部位」にフォーカスして解説します〔受傷機転については「Dr 坂本 ’s コラム⑨」（p.125）参照〕．

まず今回の患者さんの患肢の状況（図1）は「股関節外旋」「下肢短縮」です．これは高齢者の転倒で最も頻度の高い大腿骨近位部骨折でよくある肢位です[3]．次に疼痛部位の確認です．整形外科疾患は疼痛部位で鑑別疾患が絞り込める可能性が高く，より丁寧に疼痛部位を同定します．鼠径部周辺の疼痛部位と鑑別疾患は図3の通りです．

今回の症例では大腿骨近位部骨折／非定型骨折の部位に圧痛を認めました．非定型骨折とは，同じ大腿骨近位部骨折でありながら，ビスホスフォネート内服を背景にし，骨折線が通常の骨折とは異なるものをさします[4]．ほかにも大腿骨近位部骨折の鑑別疾患である恥骨坐骨骨折にも注意が必要です．

これらの情報とオーダーの目的を考慮し，撮影方法を決めます（表）．

**問題２の解答　ⓒ 両側股関節正面，左股関節軸位**

残すは画像読影です．重要なのは骨の解剖学と皮質骨の連続性です．整形外科医がどこをみているか，皮質骨の連続性に着目してお示しします（図4）．読影に関しては１日でで

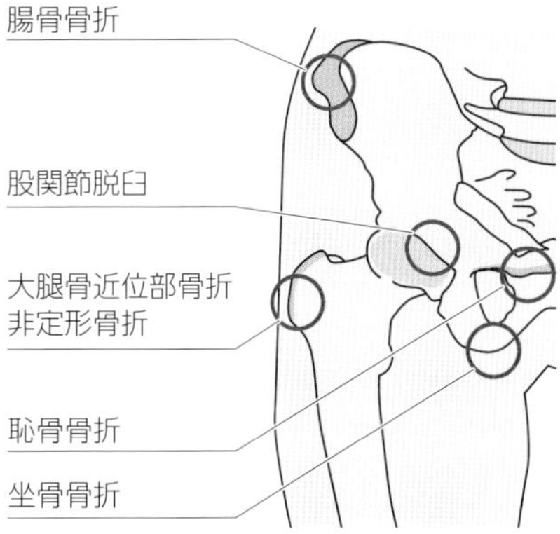


**図3** 外傷による鼠径部の疼痛部位と鑑別疾患
■は触診可能部位．

**表** 鼠径部痛患者でのX線オーダーの方法と目的，ポイント

| 撮影方法 | 大腿骨２方向（正面，側面） | 両側股関節正面，患側股関節ラウエンシュタイン | 両側股関節正面，患側股関節軸位 | 骨盤正面 |
|---|---|---|---|---|
| 評価目的の疾患名 | 大腿骨骨幹部骨折 | 変形性股関節症等の慢性股関節疾患 | 大腿骨近位部骨折 | 腸骨骨折，恥坐骨骨折 |
| 撮影肢位 | そのままの肢位 | ラウエンシュタインでは患肢外転外旋 | そのままの肢位 | そのままの肢位 |
| 撮影範囲や評価ポイント | 大腿骨全長が含まれる．大腿骨近位も撮影範囲に含まれるが，骨折線を同定しにくい場合も多い． | 大腿骨近位部骨折がある場合，疼痛によりそもそも外転外旋ができないことが多い． | 股関節の骨盤側（臼蓋側），大腿骨頭，頸部の評価に適している．軸位も股関節の肢位を変えることなく撮影可能である． | 両側股関節正面と同様，大腿骨近位も撮影範囲に含まれ，大腿骨近位部骨折を同定することも可能である． |

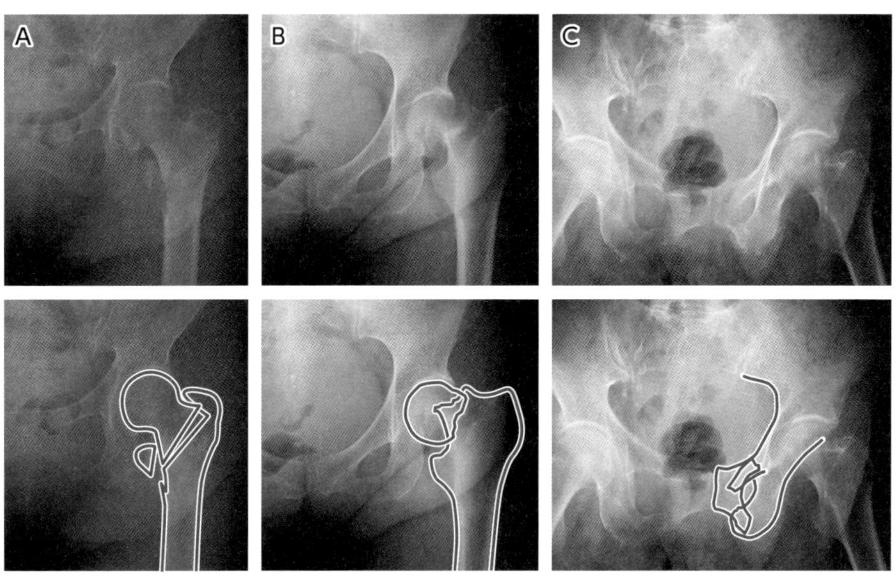


**図4** 鼠径部のX線画像
A）大腿骨転子部骨折，B）大腿骨頸部骨折，C）恥骨坐骨骨折．
皮質骨の連続性に着目して読影しよう（—）．

きるようにはなりません．くり返し正常・異常を見て，目を養っていくしかありません．今回の読影をきっかけにぜひ日々のトライを忘れずに過ごしてみてください．

## 2 椅子から落ち尻餅をついた高齢男性

**症例2**

70歳代男性．日中，椅子からバランスを崩して尻餅をついた．直後から腰部に激痛が走り，少しでも動くと痛みが続くため救急要請のうえ，搬送された．

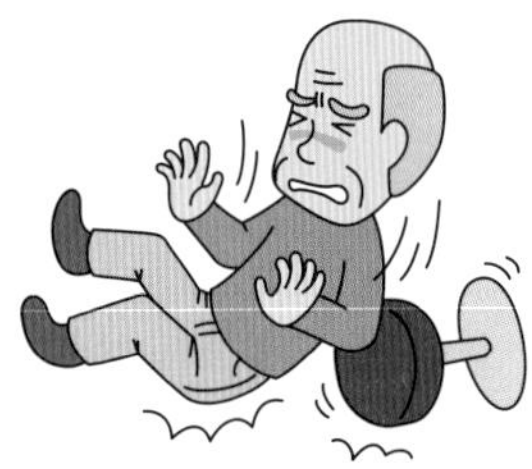

**問題3：まずすることとして不適切なものはどれか？**

ⓐ 話（受け答え）ができるかどうかを確認する（気道と呼吸の確認）
ⓑ バイタルサインの確認
ⓒ 橈骨動脈を触れ，脈拍数と皮膚の湿潤を確認する（循環の確認）
ⓓ 疼痛部位の精査

### ● 問題3の解説：腰部痛の鑑別

**症例1**同様まずはバイタルサインの確認を行います．それと同時にABC（気道，呼吸，循環）を評価することが重要です．今回の症例では，受け答え（名前の確認など）ができて，橈骨動脈を触れ，皮膚が冷たかったり，湿潤していなければABC問題なしとして次に進みます．どんなに軽傷な外傷でもこういった基本を怠らないようにしましょう．

**ここがポイント**

**ABCは必ず確認！**

次に確認するのは疼痛部位です．外傷による腰部の疼痛部位と主な鑑別疾患は**図5**の通りです．

今回の症例では胸腰移行部に圧痛がありました．つまり，脊椎圧迫骨折や脊椎破裂骨折が鑑別疾患です．圧迫骨折と破裂骨折の違いは**図6**に示す通り，椎体後壁に骨折が及んでいるかどうかです．破裂骨折では，後ろに位置する脊髄や馬尾を圧迫することがあるので注意が必要です．

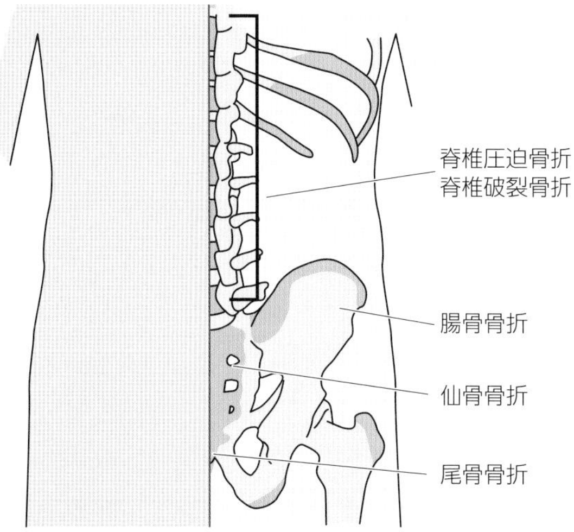


**図5 外傷による腰部の疼痛部位と鑑別疾患**
■は触診可能部位．

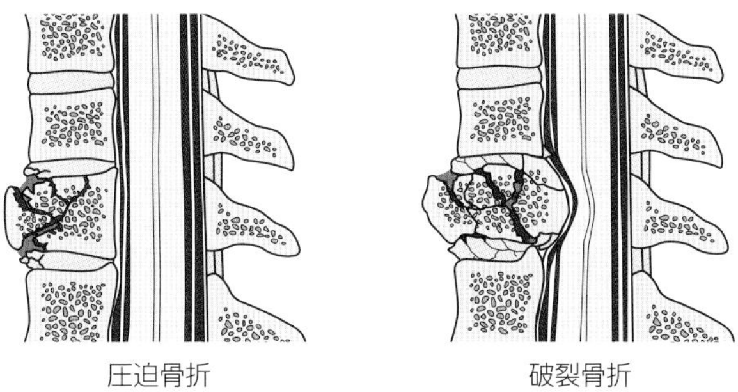


**図6 圧迫骨折と破裂骨折の違い**

もうひとつ注意しなくてはいけないのは，胸腰移行部の位置です．自分の腰を触ってみてください．両側にでっぱっているのが腸骨です．そのラインが第4腰椎の高さになります．もう少し頭側に触っていくと両側に第12肋骨が触れます．ここが第1腰椎や第12胸椎の高さです．腰椎とは腸骨の高さから第12肋骨の高さまでの狭い範囲のことをさします．胸腰移行部痛のこともよく「腰痛」と表現されるので気をつける必要があります．

**問題3の解答 ⓓ 疼痛部位の精査**

**問題4：本症例へのX線オーダーで最も適切なものはどれか？**

ⓐ 腰椎2方向（正面，側面）
ⓑ 胸椎2方向（正面，側面）
ⓒ 腰椎4方向（正面，側面，両側斜位）
ⓓ 胸腰移行部4方向（正面，側面，前後屈側面）

## ● 問題4の解説：腰部痛のX線検査

**問題3**の解説で，答えはわかると思います．“腰椎”というオーダーでは第1腰椎〜第5腰椎が撮影され，胸椎の骨折を見逃す可能性があります．というのも，**脊椎圧迫骨折の頻度で最多なのは第12胸椎です**[5)]．腰椎だけでなく，中位〜下位胸椎も圧迫骨折を起こしやすいので注意が必要です．

最後に読影で問題になるのが，**新しい骨折（新鮮例）なのか，既存の古い骨折（陳旧例）なのか**ということです．ここで新旧の判別に迫るために前後屈側面の撮影を行います．もちろんこれだけで判別できるわけではなく，MRIでしか診断できない場合も多いのは事実です．しかしながらMRIへすぐアクセスできない環境や夜間・休日などの場合，少しでも診断に近づきたい場合には有用です．

図7のように椎体前壁の形が前屈で縮み，後屈で伸びる場合は新鮮例を疑います．

**問題4の解答　ⓓ 胸腰移行部4方向（正面，側面，前後屈側面）**

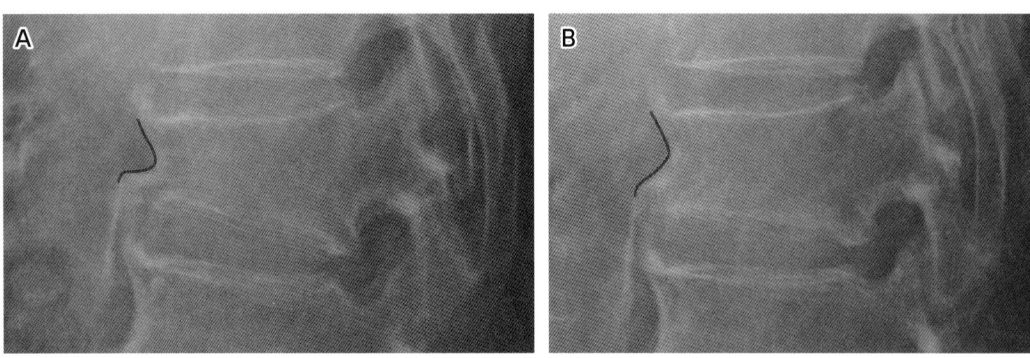


**図7 新鮮圧迫骨折の前屈後屈による側面像**
A）前屈，B）後屈．

## 3 整形救急でのアプローチ

図8で示したようなフローで診療を行います．バイタルサインとABCの確認なしに受傷機転の病歴聴取や疼痛部位の身体診察に進まないよう注意します．

フローの途中で異常があれば，介入を行います．詳しくは「外傷初期診療ガイドライン」で学びを深めてみてください．

## 4 コンサルトのタイミング

大腿骨近位部骨折は，それと認めた段階で手術加療を検討する必要があるためコンサルトが必要です[6]．圧迫骨折では痛みで動けない場合もあり，入院治療を検討する必要があるためコンサルトが必要です[7]．

## おわりに

どちらの症例も非常によく遭遇する症例です．紹介した注意点に気をつけながらぜひ自分で所見をとり，自分でX線オーダーを考えてみてください．

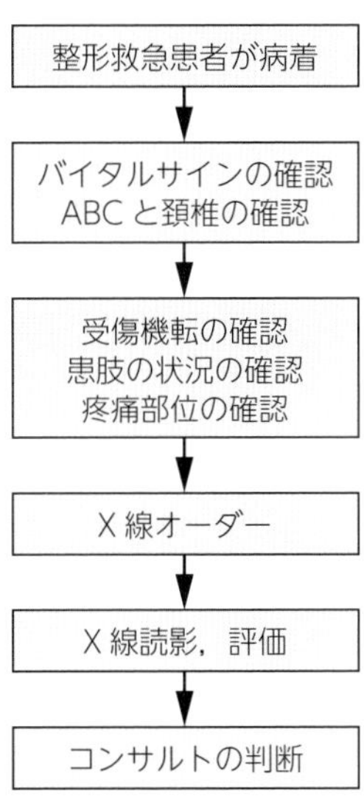


**図8** 整形救急診療のフローチャート

## 引用文献


1）「改訂第5版 外傷初期診療ガイドライン JATEC」（日本外傷学会，日本救急医学会／監，日本外傷学会外傷初期診療ガイドライン改訂第5版編集委員会／編），へるす出版，2016

2）American College of Surgeons Committee on Trauma：Trauma Evaluation and Management（TEAM）：Program for Medical Students Instructor Teaching Guide. American College of Surgeons, Chicago, 1999

3）鈴川芽久美，他：要介護高齢者における転倒と骨折の発生状況．日本老年医学会雑誌，46：334-340，2009

4）Park-Wyllie LY, et al：Bisphosphonate use and the risk of subtrochanteric or femoral shaft fractures in older women. JAMA, 305：783-789, 2011（PMID：21343577）

5）Healey JH, et al：The coexistence and characteristics of osteoarthritis and osteoporosis. J Bone Joint Surg Am, 67：586-592, 1985（PMID：3980504）

6）Bhandari M & Swiontkowski M：Management of Acute Hip Fracture. N Engl J Med, 377：2053-2062, 2017（PMID：29166235）

7）Kendler DL, et al：Vertebral Fractures：Clinical Importance and Management. Am J Med, 129：221.e1-10, 2016（PMID：26524708）



Profile

**藤井達也**（Tatsuya Fujii）

医療法人社団翠明会山王病院 整形外科専門医


地域に必要な医療を提供するよう心がけています．骨折はもちろん，慢性疾患や日常生活レベルの相談など外来にも積極的に取り組んでいます．外来実習も受け入れていますので，ぜひお越しください．

## 【Dr.坂本'sコラム⑨】外傷患者，"なぜ"を意識して対応しよう！

外傷患者は救急外来に数多く訪れますが，その多くは軽症です．交通事故は年々減少し，2019年の発生件数は381,002件，負傷者数は460,715人，死者数は3,215人でした[1]．都道府県別では，私が勤務する旭中央病院のある千葉県が初のワーストでした（それまでは愛知県）．施設による違いもあるとは思いますが，研修医の先生も重症外傷よりもバイタルサインが安定した軽症外傷患者を診る機会の方が圧倒的に多いと思います．そのような場合に重要なことはなんでしょうか．外傷自体の重症度が低ければ緊急手術になることは少ないかもしれません．そうなれば帰宅可能と判断しがちですが，本当にそうでしょうか？

つまずいて転倒，滑って転倒など，受傷機転が明確であるならば外傷の重症度が患者さんの重症度となりますが，意識を失った結果，外傷を伴っている場合にはその限りではありません．受傷原因こそが重症度に影響するのです．救急外来で経験する外傷患者の受傷機転の代表例は以下の通りです．

- 房室ブロックなどの不整脈→失神→〔頭部外傷「**意識消失（失神，痙攣）・軽症頭部外傷**」（pp.58～69）参照〕
- てんかん→痙攣→胸腰椎圧迫骨折
- 消化管出血などによる貧血→失神→大腿骨近位部骨折
- その他，ベンゾジアゼピン系薬や降圧薬といった薬剤による起立性低血圧など

転倒した患者さんが外傷性くも膜下出血様の頭部CTであっても，実は内因性のくも膜下出血が原因で転倒していたとしたら，対応は大きく異なり予後も当然変わってきます．また，アルコールを飲んでいる患者さんの転倒では，アルコールが原因と考えがちですが，内因性疾患による転倒であったり，さらには転倒に伴い頸髄損傷を起こし動けないこともあります．なぜ転倒したのか，なぜ動けないのかなど，"なぜ"を常に大切にしてください．

（坂本　壮）

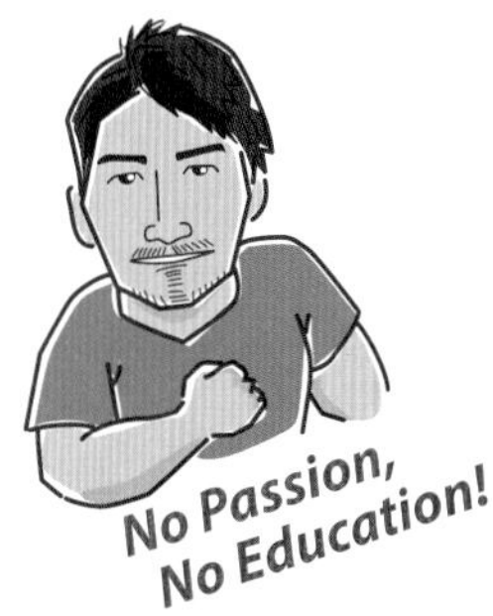
No Passion,
No Education!

### 引用文献

1）警察庁 交通局交通企画課：令和元年中の交通事故死者数について．2020
https://www.npa.go.jp/news/release/2020/20200106001jiko.html

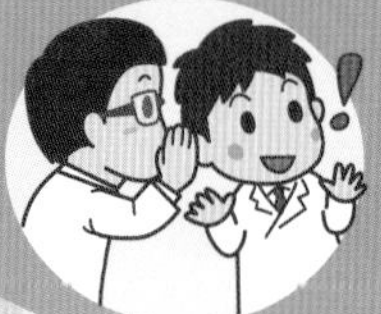

臨床検査専門医がコッソリ教える…

# 検査のTips!

シリーズ編集／五十嵐 岳（聖マリアンナ医科大学 臨床検査医学講座）

## 第37回　4月からALPの基準範囲が1/3になる！？

五十嵐 岳

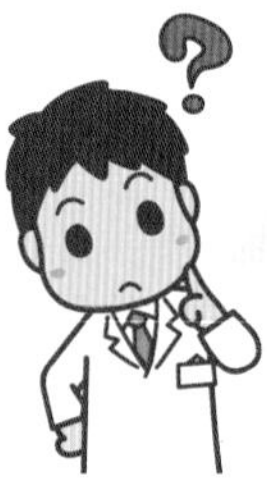

研修医 臨くん

先生，2020年4月から“ALP測定法が変わり基準範囲が約1/3になる”という噂を聞いたのですが…本当なのでしょうか？ そんなことをすると，現場の混乱を招いてしまうだけのような気がするのですけれど…！？

臨くんが懸念していることももっともだね．ただ，現行の国内ALP測定法では，B型，O型の患者さんの測定結果が高値に出やすいこと，国際法とのズレが生じて治験データとしても支障が出てしまうことが問題なんだ．では，今日はその変更理由のお話しをしよう！

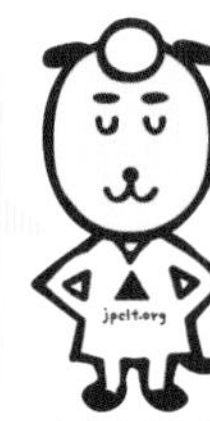

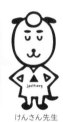

けんさん先生

### 解 説

#### なぜ測定方法を変更する必要があるの？

皆さんご存知のように，アルカリホスファターゼ（alkaline phosphatase：ALP）は，肝型，骨型，小腸型，胎盤型，などのアイソザイムが存在するよね．**血液型B，O型でSe（Fut2）分泌型の人（血液型B，O型の約8割）は“病気と無関係に小腸型ALPが血中に出現する”こと**が知られているんだ．

現在国内ではALPを測定するのに日本臨床化学会（JSCC）が勧告したJSCC法〔2-ethylaminoethanol（EAE）を緩衝液とする〕が用いられているのだけれど，**JSCC法は小腸型ALPの反応性が高く，Se（Fut2）分泌型の人を検査した場合，非分泌型の人に比べて20％以上高値となる**ことが報告された[1]．この傾向は脂肪食後に大きく表れると考えられていたのだけれども，日本臨床化学会調査では健診者空腹時検体でも，JSCC法とIFCC法〔国際臨床化学連合が勧告：2-amino-2-methyl-1-propanol（AMP）を緩衝液とする〕での乖離現象が確認されたんだ[2]．この現象に関して，JSCC法勧告当時に携わられていた先生とお話しさせていただく機会があって，当時は“検出精度上昇のため高い活性値が得られる方法がよりよいと考えたこと，肝硬変で病的に上昇する小腸型を鋭敏に検出できることが狙いだった”と伺っているよ．

しかし，前述した小腸型ALPの乖離に加え，**JSCC法ではIFCC法に比べて胎盤型ALPでの反応性が低い**という特徴もあり，こちらもIFCC法と比較すると乖離が生じてしまう．このような乖離現象について，文献2にそれぞれ相関図があるのでぜひ参照してみてね．

## 臨床現場において変化がありそうなポイントは？

① 健康診断：血液型B，O型の一部で頻発する傾向にあった，疾患と関連しないALP上昇の多くが解消され，肝および骨疾患に対する臨床的意義が向上

② 肝疾患：JSCC法ではノイズ的要素が強かったB，O型の一部に出現する小腸型ALPを低く抑えることから，肝疾患への特異性が増し，生理的変動も縮小

③ 骨疾患：ALPは乳児期および小児期の低ホスファターゼ症（hypophosphatasia：HPP）の診断に欠かせない．海外と同一の測定法となることで，世界的に情報共有が可能となり，治療ガイドラインの有用性が向上．癌の骨転移や慢性腎疾患などの骨代謝異常の指標の１つとして海外も含めた利用価値が向上

④ 妊婦：従来のJSCC法に比較してIFCC法では胎盤型ALPの反応性が高くなる．妊娠週数が増すと胎盤型ALPが増加し，肝型ALPとの比率も変化することからJSCC法とIFCC法の相関は一律にはいかない（文献２の相関図を参照）

このような理由ゆえ，日本臨床化学会では，2020年4月1日より準備の整った施設から変更を開始，1年間での達成をめざしているよ．実は乳酸脱水素酵素（lactate dehydrogenase：LD）もJSCC法で測定した場合，LD5が相対的に高めに検出されることが知られており，これを是正するためにLDもIFCC法への変更が薦められる．ただ，LD5以外はほぼ違いがないので，基準範囲に変更はなしなんだ．

このように皆さんが日常的に使用している検査値に関して厳しくチェック，検証していくのも“臨床検査専門医の仕事の１つ”なんだ！

今月のTips!

**測定法変更に伴ってALP測定値・基準範囲が変わるけれども，よりよい医療を行うためには必要な変更！ もしこの話題になったら，周囲の先生にも変更理由を教えてあげてね！**

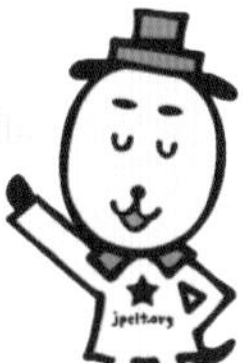


参考文献

1）Matsushita M, et al：Changes in intestinal alkaline phosphatase isoforms in healthy subjects bearing the blood group secretor and non-secretor. Clin Chim Acta, 277：13-24, 1998（PMID：9776042）

2）日本臨床化学会 酵素・試薬専門委員会 ALPプロジェクト・LDプロジェクト：ALP・LD測定法変更について―医療従事者向け―，2019
http://jscc-jp.gr.jp/file/2019/alpld2.pdf

3）日本臨床化学会：http://jscc-jp.gr.jp/（←変更に関しての詳細が出ているので，参考にしてみてね！）


※日本臨床検査医学会では，新専門医制度における基本領域の１つである臨床検査専門医受験に関する相談を受け付けています．
専攻医（後期研修医）としてはもちろん，非常勤医員や研究生として研修に通うことでも受験資格を得ることができます．
専攻した場合のキャリアプランならびに研修可能な施設について等，ご相談は以下の相談窓口までお気軽にどうぞ！！
日本臨床検査医学会 専門医相談・サポートセンター E-mail：support@jslm.org

※連載へのご意見，ご感想がございましたら，ぜひお寄せください！ また，「普段検査でこんなことに困っている」「このコーナーでこんなことが読みたい」などのご要望も，お聞かせいただけましたら幸いです．rnote@yodosha.co.jp

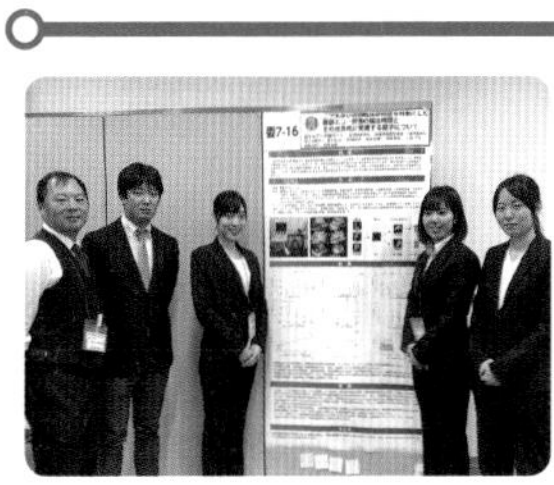

今月のけんさん先生は…
聖マリアンナ医科大学の五十嵐 岳でした！ 第66回日本臨床検査医学会学術集会@岡山におけるRCPCは大成功．5/30（土）も千葉県流山市で参加型RCPCを行います．よろしければ“臨床検査医学会関東甲信越支部会”FBを検索してみてくださいね！


日本臨床検査医学会・専門医会 広報委員会：
五十嵐 岳，上蓑義典，尾﨑 敬，木村 聡，小柴賢洋，高木潤子，田部陽子，千葉泰彦，西川真子，増田亜希子，山本絢子


臨床検査専門医を目指す方へ

日本臨床検査医学会
Japanese Society of Laboratory Medicine

日本臨床検査専門医会

監修／香坂　俊（慶應義塾大学医学部循環器内科）

2月号のテーマ
プレゼンの技法と作法

3月号のテーマ
胸水貯留

最終回
第49回

# 番外編：初期研修医はどう勉強すればよいですか？

吉野鉄大

本コーナーは初期研修医が日常臨床のなかで感じた**素朴な疑問**について，そのエッセンスを読みやすく解説するシリーズです．さて，今回はどんな質問が登場するでしょうか．

### 今回の質問

**今回で『みんなで解決！ 病棟のギモン（みんギモ）』の連載が終了って本当なのでしょうか？ 研修医はこれからどうやって勉強していけばよいですか？**

### お答えします

- この連載は，慶應義塾大学病院で実際に行われている研修医教育カンファレンスで扱われた内容をとり上げていますが，そこでのテーマが一周しました．
- ただ，これまでの連載をまとめ，アップデートした書籍『みんなで解決！ 病棟のギモン』（p.135参照）が出版されるので，ぜひお手にとってみてください．
- 学生から研修医になると，答えが1つだけではない「問い」に取り組んでいくことが求められます．主体的に学び続けてください．

## 国試のための勉強と初期研修との違いは？

**2年目研修医**：先生，いよいよ新しい研修医が入ってきましたね．彼らの希望と不安の入り混じったような表情を見ていると，自分も1年前の春のことを思い出します．

**指導医**：毎年この時期は出会いと別れがたくさんあって，僕もセンチメンタルな気分になるよ．これからは先生も，研修医とはいえ2年目だから，1年目の彼らを指導する場面も増えてくるね．

**研修医**：1年間，自分なりに頑張って勉強してきたつもりですが，指導医の先生の背中を見ていると，自分はまだまだだなと思うことばかりです．

**指導医**：僕も僕なりに勉強を継続しているからこそ伝えることができることがあるんだ．だから，研修医の先生たちの「素朴な疑問」について一緒に調べたりすることで学ぶことも多いよ．

**研修医**：そういえば，研修医同士で気になった症例について話し合ったことはすごく記憶に残っています．医学部で医学を一通り学んでいるし，国家試験でどんな問題が出てもちょっと参考書を調べれば解けていたのに，いざ医師になってみると学生のときとはずいぶん違う疑問がいろいろと出るものだなぁと思います．

**指導医**：医学生が国家試験のためにする勉強と，医師になってからの勉強は随分違う．国家試験は基本的にはたった1つの正答があるけれど，医師になってからは正答が1つとは限らない．患者さんと一緒にそのときのベストな回答を探していくような作業を続けていくことになるからね．

**研修医**：心不全の患者さんに利尿薬を使うのは当たり前だと思っていたのがかえって腎臓には悪いのではないか，とか，喀痰抗酸菌塗抹検査や抗核抗体が陽性になったらどうしたらよいのか，とか国家試験では問われないようなことも話題になりました．

**指導医**：この連載で話してきたテーマだね．例えば国家試験のためには「心不全の症状改善にループ利尿薬を投与する」というように教科書からの一般化された情報として記憶したと思うけれど，医師になったら目の前の患者さんに対して利尿薬を投与する前にはどんなメリットとデメリットがありうるのかを考えなくてはいけない．さらに投与するならば投与量はどのくらいで，いつまで続けるのか，というような個別で具体的な判断も必要になるね．

**研修医**：学生の病院実習では診断のついている患者さんの病態把握や，すでに決まっている治療方針について自分でも調べてみていたのですが，医師になって自分で治療方針を考えるとさまざまなことを考慮しないといけないことを実感しました．例えば，

- 解熱薬や睡眠薬の選択
- 酸素の投与方法
- 周術期の血糖管理や抗血栓薬の休薬
- 急性腎不全の透析導入

など自分で試験問題を設定してその選択肢をいくつも用意しないといけないし，解答・解説も自分で考えなくてはいけないような感じです．

**指導医**：そうだね，そもそも診断が正しいのか考えなくてはいけない，なんてこともあるだろうね．

- グラム染色はうまくいっているか？
- 血液培養は適切に採取されたのか？
- この浮腫の意義はなんだろうか？

というような国家試験では全く考える必要のなかったことまで気にする必要がある．

国家試験では典型的な症例が出題されるけど，実臨床では発症早期だったり，すでに薬がはじまっていたりして，典型的ではない症状所見の状態で診療することも多いし，時には検査方法が間違っていたなんてこともありうる．白か黒かのはっきりしている断定的な世界から，グレーで確率論的な世界へのギアチェンジだね．

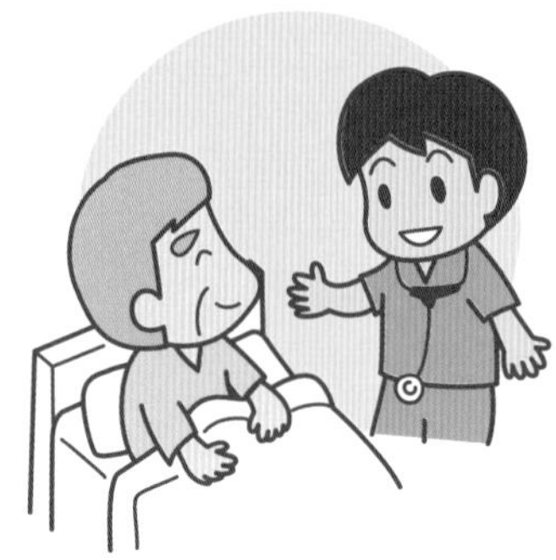

## 初期研修での勉強の方法とは？

**研修医**：学生のときはみんなで国家試験の参考書を使って勉強してきました．国家試験の参考書では断定的に書いてあることが多いのですが，実臨床ではそれだけでは確かにうまくいかないですね．

**指導医**：国家試験の参考書は部活の後輩にでも譲って，医師として情報源を切り替える必要があるね．教科書ならば，「ハリソン内科学」[1, 2] や「セシルの内科学」[3] などが信頼性は高いし，さらにオンラインのUpToDate[4] などの二次文献もおすすめだ．こういった情報源は，発症早期の臨床像についても触れていたり，非典型的な症状についても触れていたりする．また，症状の出現頻度についても記載されていることもあるしね．

**研修医**：研修医同士でもハリソンを読む勉強会を定期的に実施しているのですが，同じ疾患でもハリソンと国家試験用の参考書とで書き方がかなり違うので，まるで別の疾患のことを書いてあるのではないかと思うほどでした．

**指導医**：なるほど，例えばどういったことだい？

**研修医**：先日勉強したのは，過敏性腸症候群です．某参考書では男性に多くて，検査は正常，治療には抗不安薬が用いられることも多いと記載されていたのに，ハリソンでは女性に多くて，検査は不要，抗不安薬については全く記載がありませんでした．しかも腹痛の性状についても，ものすごく詳細に記載がなされていたんです．詳細な病歴聴取というのはこういうことを言うのだな，と参加した研修医みんなで合点が行ったような気がしました．

**指導医**：それが医師として勉強するということのスタートラインだと思う．ぜひ今後も継続していってほしい．

**研修医**：論文も読んだりすることがあるのですが，英語には慣れないし，どこに何が書いてあるのか全然わからないので1本読むのにものすごく時間がかかってしまいます．

**指導医**：論文の探し方や読み方についてもコツがあるから，今度一緒にやってみよう．この春出版される，これまでの「みんギモ」の連載をまとめた書籍では，論文の探し方や読み方のコツもしっかり紹介してあるから参照してみてもいいと思う．

## 初期研修を生き抜くために

**研修医**：なんだかまだまだ勉強することはいっぱいありますね．2年目の研修を無事に終われるのか，心配になっちゃいますよ．

**指導医**：2年目は将来進む診療科を考えながら研修していくことになるから，1年目とはまた違った期間になるはずだよ．将来の自分の専門科で直接実施しない診療行為だったとしても，初期研修でいろいろな診療科をローテーションして勉強したことは間違いなく役に立ってくれる．毎日，貪欲に学んでほしいな．先生から1年目の先生にアドバイスはあるかな？

**研修医**：うーん，そうですね．1年目の先生には，なるべく主体的に患者さんとかかわってもらいたいし，メディカルスタッフともコミュニケーションをとってもらいたい

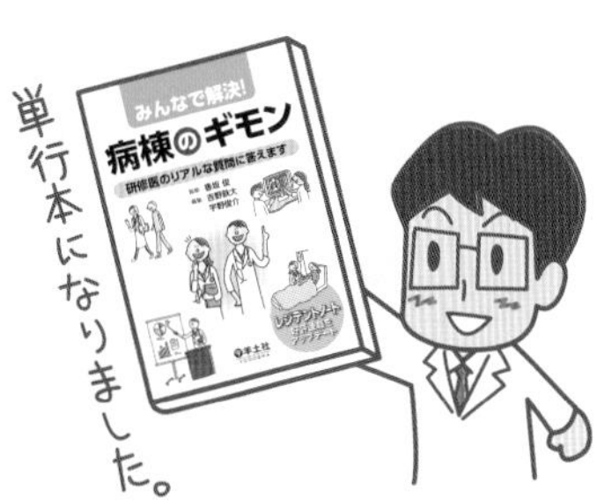
単行本になりました。
みんなで解決!
病棟のギモン

ですね．学生の病院実習でも担当患者さんはいたのですが，医師になると患者さん本人はもちろん，家族とかかわることもあるし，看護師や検査技師，ソーシャルワーカーなど多くの専門職種とも力を合わせていく必要があるかと思います．

**指導医**：素晴らしい指摘だね．医師として患者さんとかかわるというのは，医学知識を患者さんに押し付けることではなく，医療チームの1人として患者さんの体調や生活の改善を目指すことだ．医師は方針の決定を行うことが多いけど，その際にはさまざまなプレーヤーとの協力が欠かせない．

**研修医**：家族や看護師から患者さんについての重要な情報を得ることもありますし，ソーシャルワーカーに退院後の療養環境について考えてもらうことも大切ですね．

**指導医**：その通り．そして，先生自身も生活のある人間として，適切に休憩をとりつつ，プロとして勉強し続ける．自分と家族の生活を守ることが，患者さんとその生活を守ることの第一歩だ．

**研修医**：ありがとうございます．先生，これからもよろしくお願いします！

### 引用文献


1）「ハリソン内科学 第5版」（福井次矢，黒川 清／日本語版監修），メディカル・サイエンス・インターナショナル，2017

2）「Harrison's Principles of Internal Medicine, 20th ed.」（Jameson JL et al, eds），MCGRAW-HILL EDUCATION, 2018

3）「Goldman-Cecil Medicine, 26th ed.」（Goldman L & Schafer AI, eds），Elsevier, 2020

4）UpToDate　https://www.uptodate.com/



**吉野鉄大**（Tetsuhiro Yoshino）

慶應義塾大学医学部漢方医学センター，医学教育統轄センター


4年間続けてきた「みんギモ」の連載も今回でいったん終了です．多くの執筆陣の先生方にご協力いただき，香坂先生のリーダーシップと素早い監修により，どの原稿も大きく締め切りを破ることにもならず，羊土社の皆さんのご協力と読者の皆さんの応援のおかげでここまでやってこられました．しかしチーム香坂はただでは終わりません．なんと！これまでの連載原稿をまとめ，この数年間でのアップデートを盛り込んだ書籍が発売されます．もうこの原稿内だけで3回目ですが，何度だって言います．ぜひお手にとってみてください！いや，むしろお願いだから買って！

本連載"みんギモ"が単行本になりました！

日々のギモンを実力に!
ステップアップのヒントが満載です

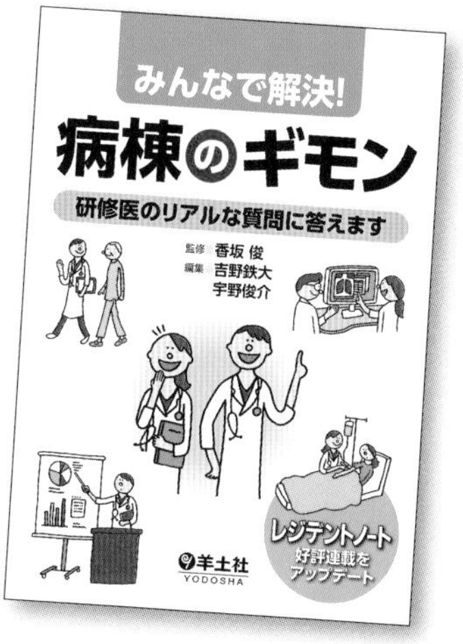


# みんなで解決! 病棟のギモン

新刊

## 研修医のリアルな質問に答えます

**監修/香坂 俊 編集/吉野鉄大, 宇野俊介**

□ 定価(本体 3,900円+税) □ A5判 □ 368頁
□ ISBN 978-4-7581-1867-5

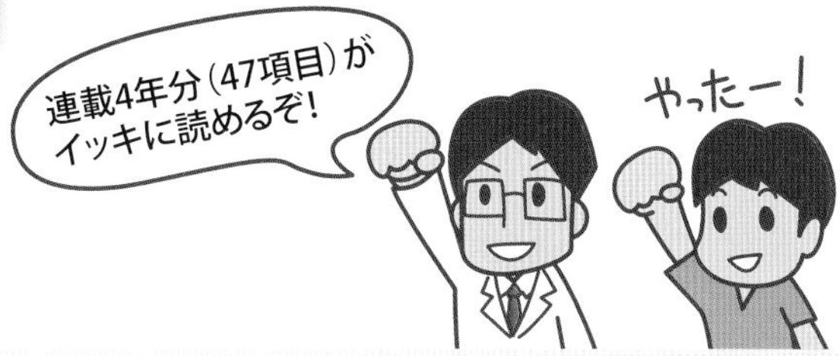


## こんなギモンを解決します!

### 第1章 総合内科病棟のギモン

- “かぜ”症状の患者さんにどう対応する?
- 熱を下げるにはどのクスリを使うのがいい?
- 浮腫はどうマネジメントすればいい?
- 睡眠薬はどう使うのがいい?
- X線やCT検査前に妊娠反応検査は必ず必要?

…etc

### 第2章 呼吸器・循環器病棟のギモン

- 深部静脈血栓症ってそんなに大事?
- 胸水貯留, すぐ抜くべき? 何を調べる?
- 酸素療法の使い分けがわからない!
- 利尿薬は腎臓に悪い?
- 手技や手術前に抗血栓薬は休薬すべき?

…etc

### 第3章 腎臓・内分泌内科病棟のギモン

- 高血圧の治療はいつから開始すればよいの?
- 急性腎障害への血液透析, いつ導入するの?
- なぜメトホルミンばかり使われるの?
- 糖尿病患者の周術期の血糖管理って大事なの?

…etc

### 第4章 感染・膠原病・血液病棟のギモン

- グラム染色の使いどきって?
- 血液培養はどうやって, どのくらいとればいい?
- 海外から帰国後の発熱にどう対応する?
- ステロイドの使い方がよくわからない
- 血球減少にどう対応すべき?

…etc

### 第5章 消化器・神経病棟のギモン

- 整腸剤はどういうときに使うの?
- 胃薬は何のために処方するの?
- 入院患者がせん妄に!どう対応する?
- 慢性頭痛へのアプローチを知りたい

…etc

### 第6章 研修医室のギモン

- なんで研修医が論文を読まないといけないの?
- プレゼンテーションってどうやればいいの?
- 悪いニュースをどう伝える?

…etc

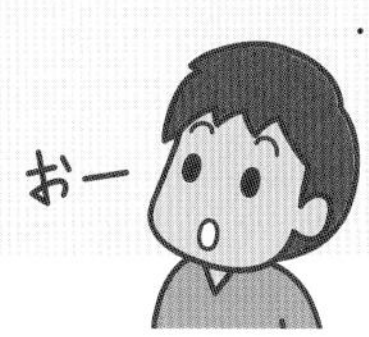


**教科書に載っていない内科研修の素朴な疑問を, 会話形式でたのしく解決!**
**自分で疑問を解決するプロセスやエビデンスの活かし方も学べる**

シリーズ編集／濱口杉大（福島県立医科大学 総合内科）

何となくで出しがちな基本検査，その所見を症例の流れからどう解釈するか？ 総合内科医の目のつけどころを紹介します．

# 第1回 子宮筋腫のある40歳代女性が重度の貧血にて産婦人科から紹介となった（その1）

濱口杉大

## 症例

40歳代女性．精神遅滞はあるが，子宮筋腫にて生理痛がひどく産婦人科にかかる以外は生来健康．約1年前の定期採血ではHb 11.4 g/dLであった．

来院3カ月前に定期採血にてHb 6.1 g/dL，MCV 119.3 fLであったため，高次医療機関での精査を勧められたが受診しなかった．2カ月前から生理痛と出血がひどくなったが生理周期が過ぎると改善した．1カ月前から食思不振，易疲労感が出現し徐々に進行していた．来院当日，かかりつけ産婦人科定期受診時，顔面蒼白であり，重度の貧血を疑われ，そのまま当院産婦人科に紹介受診となった．

見た目は蒼白で，Yes/Noの受け答えは正確にできるが，言葉での綿密なコミュニケーションは困難である（もともと会話にはやや難あり）．

バイタルサイン：血圧122/66 mmHg，心拍数110回/分・整，体温37.7℃，呼吸数25回/分，$SpO_2$ 95％（室内気），GCS E4V4M6．

身体所見：結膜蒼白あり，黄染なし，口腔内所見なし，肺音清，心音正常，心尖部で駆出性雑音あり，腹部は膨満ぎみ，腹壁軟，蠕動音正常，肝脾腫は触れない，下腹部に10 cmほどの可動性のある腫瘤を触知する．下腿に浮腫と皮疹なし．

基本検査所見：**赤血球71 × $10^4$/μL　Hb 2.7 g/dL，Ht 8.8％，網赤血球2％，MCV 123.9 fL**，白血球3,900/μL（好中球77％，リンパ球18％，異型リンパ球2％），血小板7万/μL，PT-INR 1.15，aPTT 67.7秒，AST 17 IU/L，ALT 6 IU/L，LDH 360 IU/L，γ-GTP 20 IU/L，ALP 233 IU/L，BUN 13 mg/dL，Cr 0.67 mg/dL，Na 134 mEq/L，K 3.4 mEq/L，Cl 103 mEq/L，CRP 1.03 mg/dL，

尿検査：タンパク2＋，潜血1＋，顆粒円柱多数，蝋様円柱5〜9/HPF

# 解説

貧血へのアプローチは網赤血球の評価から行いたい．なぜなら網赤血球は球形でサイズが大きいため，赤血球の大きさを平均したMCVの値が高く計算されてしまうからである．貧血の時，網赤血球が多く出ているか，出ていないのかで骨髄の反応がわかる．多く出ていれば骨髄は貧血に対し正常に反応しているといえるが，あまり出ていなければ骨髄が貧血に反応できておらず機能低下していると考えられる．

網赤血球は末梢血に出てから**通常24時間ほど**で正常赤血球となる．しかし**貧血の程度によって「網赤血球→正常赤血球」への時間（網赤血球寿命）が異なる**[1)]．ヘマトクリット（Ht）の値によって以下の通り判断できる．

- Ht 45％（正常）のとき：1日
- Ht 35％のとき：1.5日
- Ht 25％のとき：2日
- Ht 15％のとき：2.5日

つまり貧血が**重症なほど網赤血球がいつまでも網赤血球のまま**なので網赤血球の絶対数は増加する．

骨髄が貧血に対して正常に反応しているかどうかを評価するためには，単に網赤血球の絶対数をみるのではなく，その貧血の値に対して網赤血球がどの程度新しく産生されているかを知る必要がある．

補正網赤血球割合＝網赤血球割合（％）× 患者Ht/正常Ht（45％）を計算して，これにHtに応じた「網赤血球寿命」の補正を行う．

### ◆Htに応じた網赤血球寿命とその逆数

- Ht 45％（Ht 41〜50％）のとき：1日　→1/1
- Ht 35％（Ht 30〜40％）のとき：1.5日　→1/1.5
- Ht 25％（Ht 20〜39％）のとき：2日　→1/2
- Ht 15％（Ht 10〜19％）のとき：2.5日　→1/2.5

上記のように網赤血球寿命の逆数をmaturation correction factor（MCF：成熟補正因子）といい，補正網赤血球割合にこのMCFを乗じたものをreticulocyte index（RI：網赤血球数指数）という．

- RI ＝ 網赤血球割合（％）× Ht/45 × MCF

RIは通常2〜3をカットオフとし，3以上は産生亢進→骨髄は正常に反応しており，2以下は産生低下→骨髄が反応していないと考える．

本患者はHt 8.8％である．文献1にはHt 10％未満のときの記載がないが，網赤血球寿命は3日と推定され，MCFは1/3となりRI 0.13→骨髄は**低反応**であった．

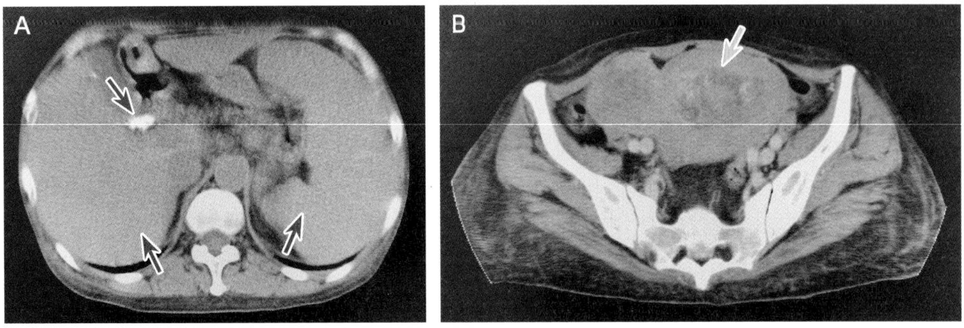

**図1 ● 入院時CT**
A）腹部，B）骨盤部．

## 症例の続き

輸血開始．CTの造影剤使用前に気分不快となり自発呼吸減弱，モニター上心拍数30回/分台で頸動脈を触知できなくなったため心肺蘇生開始．アドレナリン1 mg静注，気管挿管，人工呼吸により心拍再開しICU入室となる．血液内科に紹介となったが，骨髄穿刺検査で白血病，悪性リンパ腫の所見なし．しかし巨赤芽球が多く無効造血であった．

腹部骨盤部CT（図1）では肝脾腫（➔），胆石（➔），子宮筋腫（➔）を認める．

循環器内科コンサルトでは軽度の大動脈弁逆流はあるが心機能は正常で，静脈エコーでは**左大腿静脈遠位にソフトな血栓**を，下腿の静脈にも**器質化した血栓を複数**認めた．

不明熱として自己抗体検査を含めたさらなる血液検査を施行した．抗核抗体640倍，抗DNA抗体（−），抗U1RNP抗体（−），抗Sm抗体（−），抗SSA/SSB抗体（−），MPO-ANCA（−），PR3-ANCA（−），ADAMTS13活性正常，CMVアンチゲネミア陰性，可溶性IL2受容体1,850 U/mL，T-SPOT陰性，各種腫瘍マーカーすべて正常であった．

入院8日目，抜管時に数秒全身痙攣発作あり再挿管となり，神経内科コンサルトにて蘇生後脳症疑いと考えられた．

入院11日目，意識レベル改善傾向で人工呼吸器離脱し抜管となった．

入院12日目，入院時より38℃台の発熱もあり，CRPはずっと1 mg/dL台であるが炎症が継続し，産婦人科的な問題はなさそうであることから，不明熱として総合内科に紹介転科となった．

転科時の血液検査結果は，赤血球293 × $10^4$ /μL，Hb 9.3 g/dL，Ht 28 %，網赤血球2.79 %，MCV 94.9 fL，白血球5,400 /μL（好中球86 %，リンパ球8 %，異型リンパ球1 %），血小板4.9万/μL．

# 解説

RIが低反応を示す場合，次に注目するのはmean corpuscular volume（MCV：平均赤血球容積）であり，その値によって貧血を小球性，正球性，大球性の3つに分けて考えるのが基本である．

MCV（fL）＝ Ht/100 ÷ RBC × $10^9$

主な原因は以下のとおりである．

- 小球性（MCV ＜ 80 fL）：**鉄欠乏性貧血，慢性炎症，サラセミア**，鉄芽球性貧血，鉛中毒など
- 正球性（MCV 81 〜 100 fL）：**腎性貧血，慢性炎症**，急性出血など
- 大球性（MCV ＞ 101 fL）：**巨赤芽球性貧血（ビタミン$B_{12}$欠乏，葉酸欠乏），骨髄異形成症候群**，甲状腺機能低下症，肝硬変など

病歴や身体所見から原因を特定することが基本であるが，以下を参考にするとよい．

## 1）鉄欠乏性貧血 vs 慢性炎症 vs サラセミア

- フェリチンが低下していれば鉄欠乏性貧血
- サラセミアはMCVが極端に低く，50 fL台などが多い
- 東南アジアで無症状の赤血球数増加，軽度貧血，MCV低値のときにサラセミアを疑う
- Thalassemia (Mentzer) index = MCV（fL）/RBC（$10^6$/μL）が13未満でサラセミアが疑われる
- 慢性炎症と鉄欠乏合併があると判断が難しい．慢性炎症の原因を改善してどうなるかをみる
- サラセミアと鉄欠乏合併はフェリチンで見分ける

Column

### 参考症例：貧血はないが…

40歳代女性．20歳代のころ貧血にて鉄剤内服の既往あり．30歳代前半に2回の出産後は特に貧血なし．約2年前から徐々に軽度の倦怠感，集中力の低下，不眠が続いていた．4カ月前に近医を受診し，抗不安薬を処方されたが改善がなかった．2カ月前から夜間に足の裏がほてるようになったため近医内科を受診し血液検査を受けた．

前医での検査所見：Hb 13.4 g/dL，MCV 82 fL，WBC 5,400/μL，Plt 28万/μL，CRP 0.0 mg/dL，肝機能・腎機能正常

原因不明の症状のため当科紹介となった．

当科での検査所見：WBC 5,640/μL，Hb 13.2 g/dL，Ht 40 %，MCV 82 fL，Plt 27.8万/μL，フェリチン12 ng/mL

non-anemic iron deficiency（NAID）と判断し，鉄剤処方，1週間後には夜間の足のほてりが改善し，集中力と倦怠感も改善傾向となった．

#### NAIDあるいはID without anemia（IDNA）

閉経前の女性の，易怒感，疲労感，緊張と関連があり，鉄剤使用で改善．消化管に病変のある割合は貧血のある人と変わらないが，悪性腫瘍がある割合は1/8に減る[2]．むずむず症候群を起こすことあり．MCVは基準値内ではあるがちょっと低めのことが多い．

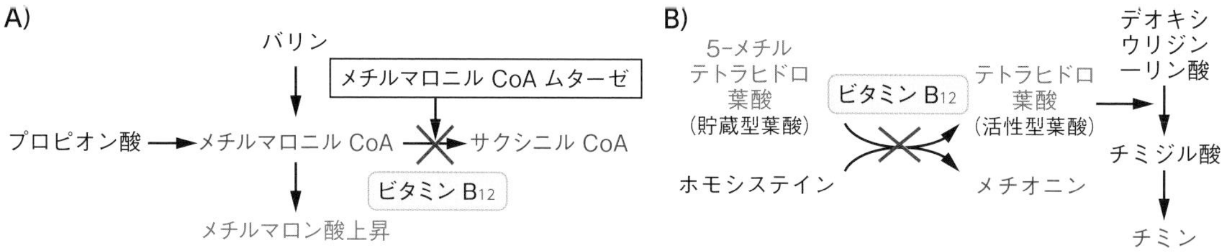


**図2 ビタミンB12欠乏による影響**

A）ビタミンB12が欠乏するとメチルマロニルCoAをサクシニルCoAに代謝する反応が停止してメチルマロン酸が産生される．

B）ビタミンB12および葉酸が欠乏するとホモシステインをメチオニンに代謝することができず，ホモシステイン濃度が上昇する．

## 2）腎性貧血 vs 慢性炎症[3)]

- eGFR 60 mL/分/1.73 $m^2$を切ると腎性貧血がはじまる
- 腎性貧血では貧血なのにエリスロポエチン濃度が高くないことが手掛かりとなるが，エリスロポエチン濃度の測定は必須ではない
- 慢性炎症ではフェリチンが増加する
- 腎性貧血＋慢性炎症の場合，eGFRとエリスロポエチン濃度から判断して腎性貧血があれば治療する

## 3）大球性貧血（図2）

- MCV 120 fL以上はほぼ巨赤芽球性貧血（ビタミンB12欠乏，葉酸欠乏）
- ビタミンB12欠乏ではメチルマロン酸が上昇する（図2A）が日本では測定できない
- ビタミンB12欠乏，葉酸欠乏の両方でホモシステイン濃度が上昇（図2B）．この結果血栓形成が生じることがある
- ビタミンB12が200～300 pg/mLの正常下限ならばホモシステインも測定して確かめる
- 巨赤芽球性貧血では甲状腺機能低下症が否定的ならば骨髄異形成症候群の可能性あり

本患者は来院時のRI 0.13，MCV高値．しかも骨髄検査で巨赤芽球が多く，無効造血であった．ビタミンB12欠乏症が疑われた．

## 症例の続き

ビタミンB12を測定したところ2,480 pg/mL（すでに前科でビタミンB12入りの点滴投与中）であったが，葉酸は1.9 ng/mLと低下し，ホモシステイン18 nmol/mL（正常値3.7～13.5）と上昇していた．悪性貧血によるビタミンB12欠乏を疑って上部消化管内視鏡検査を行い，抗内因子抗体を測定した．

上部消化管内視鏡では典型的な**A型萎縮性胃炎の所見であり**（図3），**抗内因子抗体も陽性．悪性貧血と診断し**ビタミンB12の補充の継続に加えて葉酸補充を行った．

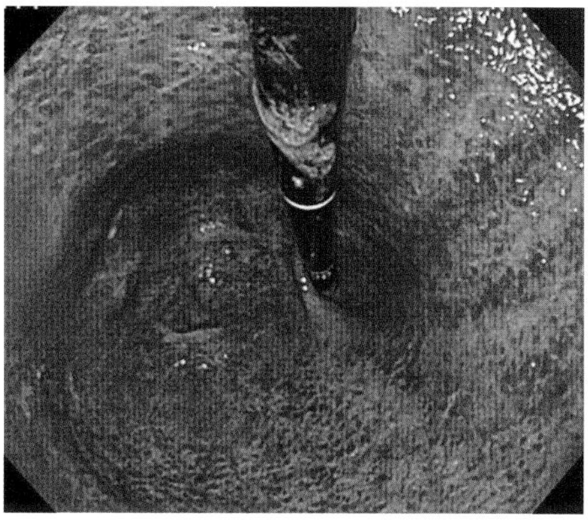

**図3 上部消化管内視鏡所見**
胃体部を中心とした胃底腺領域に萎縮変化がみられ，典型的なA型萎縮性胃炎の所見である（cf：B型は幽門前庭部を中心とする萎縮でピロリ菌感染に多い）.

# 解説

ビタミンB12欠乏と発熱の関連はこれまでにも報告されている[4]．ビタミンB12欠乏症は不明熱の原因の1つとなっており，ビタミンB12補充により解熱することが報告されているが，その詳しい機序は不明のままである.

またビタミンB12欠乏と葉酸欠乏で上昇するホモシステインは，血管内皮細胞の障害，血小板の活性化，組織因子の誘導，第V因子の活性化などを通して，凝固亢進状態を起こすことが報告されており，静脈血栓症患者で高ホモシステイン血症の頻度は63％，高ホモシステイン血症患者では健常者と比較して4.8倍の静脈血栓症発症リスクがある[5]．本症例は18 nmol/mLと異常高値とまではいえないが，エコーで認められた**左大腿静脈遠位や下腿静脈の器質化した血栓形成にビタミンB12，葉酸欠乏から発生した高ホモシステイン血症が関連している可能性がある.**

## 症例の続き

その後血球の若干の改善はみられたものの，38℃台の発熱は続いた.

入院17日目に**高度房室ブロック**による徐脈が生じ**再び心肺停止状態**となり，再度気管挿管，人工呼吸管理，ICU入室となった.

入院19日目に経静脈的**一時ペースメーカー**を挿入したが意識レベルは不安定であり，その後気管切開を行った.

**第2回に続く…**

## 今回のLearning Point

- 貧血はreticulocyte index（RI）の測定から入る
- RIが低値であれば，次にMCVをみて小球性，正球性，大球性に分けて貧血の原因を考える
- MCVが極端に低い（50 fL台など）とき，その他の病歴と合わせてサラセミアを疑う
- MCVが高い（特に120 fL以上）とき，巨赤芽球性貧血を考える
- ビタミン$B_{12}$欠乏と葉酸欠乏があるとき高ホモシステイン血症となり血栓形成が生じることがある

### ◆ 引用文献


1）Riley RS, et al：Reticulocytes and reticulocyte enumeration. J Clin Lab Anal, 15：267-294, 2001（PMID：11574956）
2）García García de Paredes A, et al：Do patients with iron deficiency without anemia benefit from an endoscopic examination? J Dig Dis, 18：416-424, 2017（PMID：28608655）
3）Macdougall IC：Chronic kidney disease. Anaemia and chronic renal failure. Medicine, 43：474-477, 2015
4）Mishra VA, et al：Vitamin B12 and vitamin d deficiencies：an unusual cause of Fever, severe hemolytic anemia and thrombocytopenia. J Family Med Prim Care, 4：145-148, 2015（PMID：25811010）
5）Clarke R, et al：Hyperhomocysteinemia：an independent risk factor for vascular disease. N Engl J Med, 324：1149-1155, 1991（PMID：2011158）


### ◆ 参考文献


1）「Hospitalist 2015年4号 特集：血液疾患」（宮川義隆，他/編），メディカル・サイエンス・インターナショナル，2015



**濱口杉大**
Sugihiro Hamaguchi
所属：福島県立医科大学 総合内科
専門：総合内科，熱帯医学

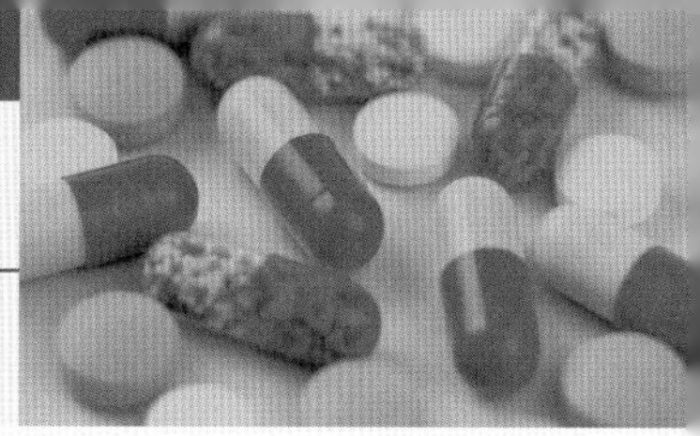

# 降圧薬の正しい使い方

又吉哲太郎（琉球大学医学部附属病院 総合臨床研修・教育センター キャリア形成支援センター）

**◆薬の使い方のポイント・注意点◆**

- 第一選択薬としては長時間作用型カルシウム拮抗薬，アンジオテンシン変換酵素阻害薬，アンジオテンシンⅡ受容体阻害薬，チアジド系利尿薬のいずれかを用いる
- 用量の増量よりも，異なる作用機序の薬剤を少量ずつ併用するほうが降圧作用，副作用の両面でメリットが大きい
- 夜間や早朝の血圧が高い場合は夕食後や眠前の内服も検討する

## 1．はじめに

高血圧治療は，薬物療法の完成度がきわめて高く，現在使用可能な降圧薬を適切に組み合わせれば，ほとんどの症例で良好な血圧コントロールを得ることができる．その一方で，治療抵抗性の代表的な原因の1つとして，不適切な降圧薬の選択（組み合わせを含む）が処方医側の問題点として存在している．

「高血圧治療ガイドライン2019」[1]（JSH2019）が2019年4月に発行された．分類が刷新されて，高血圧の範囲が広がったことに加えて，家庭血圧や24時間自由行動下血圧に基づく診断基準が示された．降圧治療の目標は多くの症例で診察室血圧130/80 mmHg未満，家庭血圧125/75 mmHg未満とされ，75歳以上の高齢者，脳血管障害患者（両側頸動脈狭窄や脳主幹動脈閉塞ありまたは未評価），尿タンパク陰性の慢性腎臓病患者では診察室血圧140/90 mmHg未満，家庭血圧135/85 mmHg未満となった．治療開始はリスク分類に応じて生活習慣の改善等の手順が示されているが，本稿では誌幅の都合もあり，各自ガイドラインを参照されたい．

降圧薬として配合剤も使用可能であるが，これは単に通常の併用療法からの置き換えを原則とした製剤であるため，本稿では特に言及しない．

## 2．第一選択薬・主要降圧薬

降圧薬は作用機序により分類される幅広い製剤レンジを有する（**表1**）．しかしながら，すべてが均等に使用されるわけではない．降圧効果と心血管病等の予防効果から，第一選択として推奨されている薬剤がある．すなわち長時間作用型カルシウム拮抗薬（CCB：短時間作用型薬剤の徐放化製剤を含む），アンジオテンシン変換酵素阻害薬（ACE-Ⅰ）およびアンジオテンシンⅡ受容体阻害薬（ARB），チアジド系利尿薬である．これら4種の薬剤（第一選択薬）にβ遮断薬を加えた5種類が主要降圧薬とされ，2剤目以降の選択においてもその他の薬剤に優先して使用される．主要降圧薬の積極的適応と禁忌・慎重投与を**表2**に示す．

第一選択薬のみでもかなりの品目数にのぼる一方で，第一選択薬の4種類だけでも上手に併用すれば日常遭遇する高血圧の多くはコントロール可能である．ここではまず，第一選択薬の各作用機序の代表的な薬剤を1品目だけとりあげるので，覚えてもらいたい．それぞれに選択した理由を付記しておくので参考にされたい．ここで選択した薬剤は一例にすぎず，各自の診療現場にあわせて自由に変更してよい．これらを組み合わせて使えるようになったうえで，選択肢を増やしていくとよい．

## 3．CCB

血管平滑筋のL型カルシウムチャネルを遮断して筋弛緩させることで末梢血管抵抗を低下させる．降圧薬のなかで最も強力な降圧作用を有する．現在用いられる製剤は徐放化製剤または長時間作用型薬剤で，長時間安定した降圧作用を示す．一部の製品は

**表1　2020年2月現在上市されている単剤降圧薬一覧**

| | 作用機序 | 一般薬 | 先発商品名 | 備考 |
|---|---|---|---|---|
| 主要降圧薬（第一選択薬） | ジヒドロピリジン系カルシウム拮抗薬 | アムロジピン | アムロジン®，ノルバスク® | |
| | | ニフェジピン | アダラート®，セパミット® | 徐放化製剤あり |
| | | ニソルジピン | バイミカード® | |
| | | ニトレンジピン | バイロテンシン® | |
| | | ニカルジピン | ペルジピン® | 徐放化製剤，注射製剤あり |
| | | ニルバジピン | ニバジール® | |
| | | アゼルニジピン | カルブロック® | |
| | | マニジピン | カルスロット® | |
| | | エホニジピン | ランデル® | |
| | | シルニジピン | アテレック® | |
| | | アラニジピン | サプレスタ®，ベック® | |
| | | ベニジピン | コニール® | |
| | | フェロジピン | スプレンジール® | |
| | | バルニジピン | ヒポカ® | |
| | ベンゾチアゼピン系カルシウム拮抗薬 | ジルチアゼム | ヘルベッサー® | 徐放化製剤あり |
| | アンジオテンシン変換酵素阻害薬 | カプトプリル | カプトリル® | 徐放化製剤あり |
| | | エナラプリル | レニベース® | 慢性心不全に適応 |
| | | ペリンドプリル | コバシル® | |
| | | リシノプリル | ロンゲス®，ゼストリル® | 慢性心不全に適応 |
| | | アラセプリル | セタプリル® | |
| | | デラプリル | アデカット® | |
| | | ベナゼプリル | チバセン® | |
| | | シラザプリル | インヒベース® | |
| | | イミダプリル | タナトリル® | |
| | | テモカプリル | エースコール® | 胆汁排泄あり |
| | | キナプリル | コナン® | |
| | | トランドラプリル | オドリック® | |
| | アンジオテンシンII受容体拮抗薬 | ロサルタン | ニューロタン® | 2型糖尿病に適応 |
| | | カンデサルタン | ブロプレス® | 慢性心不全に適応 |
| | | バルサルタン | ディオバン® | |
| | | テルミサルタン | ミカルディス® | |
| | | オルメサルタン | オルメテック® | |
| | | イルベサルタン | アバプロ®，イルベタン® | |
| | | アジルサルタン | アジルバ® | |
| | チアジド系利尿薬とその類似薬 | トリクロルメチアジド | フルイトラン® | |
| | | ヒドロクロロチアジド | ヒドロクロロチアジド | |
| | | ベンチルヒドロクロロチアジド | ベハイド® | |
| | | インダパミド | ナトリックス®，テナキシル® | |
| | | メフルシド | バイカロン® | |
| | | トリパミド | ノルモナール® | |
| | | メチクラン | アレステン® | |

赤字は特に覚えておくべき薬剤.

（次ページへ続く）

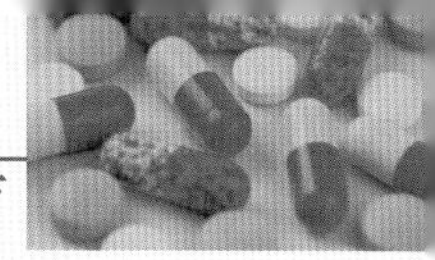

| | 作用機序 | 一般薬 | 先発商品名 | 備考 |
|---|---|---|---|---|
| 主要降圧薬 | β遮断薬 | アテノロール | テノーミン® | β1選択性，ISA（−） |
| | | ビソプロロール | メインテート® | |
| | | ベタキソロール | ケルロング® | |
| | | メトプロロール | セロケン®，ロプレソール® | β1選択性，ISA（−），徐放化製剤あり |
| | | アセプトロール | アセタノール® | β1選択性，ISA（+） |
| | | セリプロロール | セレクトール® | |
| | | プロプラノロール | インデラル® | 非選択性，ISA（−） |
| | | ニプラジロール | ハイパジールコーワ® | |
| | | ナドロール | ナディック® | |
| | | カルテオロール | ミケラン® | 非選択性，ISA（+），徐放化製剤あり |
| | | ピンドロール | カルビスケン® | 非選択性，ISA（+） |
| | αβ遮断薬 | カルベジロール | アーチスト® | |
| | | アモスラロール | ローガン® | |
| | | アロチノロール | アロチノロール | |
| | | ラベタロール | トランデート® | |
| | | ベバントロール | カルバン® | |
| その他 | MR拮抗薬<br>カリウム保持性利尿薬 | スピロノラクトン | アルダクトン®A | |
| | | エプレレノン | セララ® | |
| | | トリアムテレン | トリテレン® | |
| | 直接的レニン阻害薬 | アリスキレン | ラジレス® | |
| | α1遮断薬 | ドキサゾシン | カルデナリン® | |
| | | ブナゾシン | デタントール® | 徐放化製剤あり，前立腺肥大に伴う排尿障害に適応 |
| | | テラゾシン | ハイトラシン®，バソメット® | 前立腺肥大に伴う排尿障害に適応 |
| | | プラゾシン | ミニプレス® | 前立腺肥大に伴う排尿障害に適応 |
| | | ウラピジル | エブランチル® | 前立腺肥大に伴う排尿障害に適応 |
| | | フェントラミン | レギチーン® | 褐色細胞腫の術前に適応 |
| | 中枢性交感神経抑制薬 | クロニジン | カタプレス® | |
| | | グアナベンズ | ワイテンス® | |
| | | メチルドパ | アルドメット® | |
| | 血管拡張薬 | ヒドララジン | アプレゾリン® | |

**表2　主要降圧薬の積極的適応と禁忌・慎重投与**

| | 積極的適応 | 禁忌 | 慎重投与 |
|---|---|---|---|
| CCB | ・左室肥大<br>・頻脈（ベンゾチアゼピン系）<br>・狭心症 | ・徐脈（ベンゾチアゼピン系） | ・心不全 |
| ACE-I | ・左室肥大<br>・左室収縮能の低下した心不全<br>・心筋梗塞後<br>・タンパク尿・微量アルブミン尿を有するCKD | ・妊娠<br>・血管神経性浮腫<br>・アフェレーシス・血液透析（膜の材質による） | ・腎動脈狭窄症<br>・高カリウム血症 |
| ARB | ・左室肥大<br>・左室収縮能の低下した心不全<br>・心筋梗塞後<br>・タンパク尿・微量アルブミン尿を有するCKD | ・妊娠 | ・腎動脈狭窄症<br>・高カリウム血症 |
| チアジド系利尿薬 | ・左室収縮能の低下した心不全 | ・体液中のナトリウム，カリウムが明らかに減少している病態 | ・痛風<br>・妊娠<br>・耐糖能異常 |
| β遮断薬 | ・左室収縮能の低下した心不全<br>・頻脈<br>・狭心症<br>・心筋梗塞後 | ・喘息<br>・高度徐脈<br>・未治療の褐色細胞腫 | ・耐糖能異常<br>・閉塞性肺疾患<br>・末梢動脈疾患 |

輸入細動脈に対する拡張作用で尿タンパクを増加させる．

**【処方例（少用量）】**

> ニフェジピン（**アダラート®CR錠**）
> 1回20 mg　1日1回　朝食後
> ※ニフェジピンはCCBのなかでも特に降圧作用が強い薬剤であり，もともとは短時間作用型であるが，徐放化製剤技術によって長時間安定した効果を実現している（製剤を分割，粉砕すると長時間の作用は得られない）．尿タンパクは増加しない．妊娠20週以降の妊婦に投与可能．降圧薬としての用量は1日20～80 mg.

## 4．ACE-Ⅰ

ACEを阻害することでアンジオテンシンⅡの生成を抑制する．また，カリクレイン・キニン系の賦活化を介して血管拡張作用を発現する．代表的な副作用である乾性咳嗽も同経路によると考えられている．重大な副作用として血管浮腫には注意が必要である．慢性心不全への効能・効果を有する薬剤もある．代謝経路はほとんどの薬剤が腎排泄であり，腎不全患者への投与には注意が必要，血液透析患者では膜の材質によってショックやアナフィラキシー様症状を起こすことがあるため使用しない．催奇形性が指摘されており妊娠の可能性のある女性には禁忌である．

**【処方例（少用量）】**

> リシノプリル（**ロンゲス®錠**）
> 1回5 mg　1日1回　朝食後
> ※リシノプリルはACE-Ⅰのなかでは血中濃度半減期が長い．慢性心不全への効能・効果を有する．降圧薬としての用量は1日5～20 mg.

## 5．ARB

アンジオテンシンⅡ 2型受容体を阻害することで血管拡張作用を発揮する．ARBは心保護作用ではACE-Iに劣るが，乾性咳嗽の副作用がほぼないため，忍容性に優れている．慢性心不全への効能・効果を有する薬剤があるが，心不全治療における有効性ではACE-Iの方が優れている[2)]．2型糖尿病性腎症の治療に適応がある，または臨床試験のエビデンスがある薬剤が多い．ACE-Ⅰと同様催奇形性が指摘されており，妊娠の可能性のある女性には用いない．

**【処方例（通常用量）】**

> ロサルタン（**ニューロタン®錠**）
> 1回50 mg　1日1回　眠前
> ※ロサルタンは高血圧と尿タンパクを有する2型糖尿病性腎症に適応がある．尿酸排泄促進効果（尿酸値低下効果）を有する．降圧薬としての用量は1日25～100 mg.

## 6．利尿薬

### ●チアジド系利尿薬およびチアジド類似薬

遠位尿細管に作用してナトリウムの再吸収を抑制し，循環血液量を減少させる．長期的には末梢血管抵抗も低下する．血中濃度半減期は9～13時間であるが，降圧効果はナトリウムが再貯留して循環血液量がもとに戻るまでは持続するため，中断しても1週間程度は効果が残る．比較的古くに開発された降圧薬で，電解質異常，尿酸値上昇，糖・脂質代謝異常等，用量依存性の副作用が多いことから近年は少用量で用いられる．他剤との併用で降圧効果を補強するとともに，心血管イベントの抑制に多くのエビデンスを有する（併用療法の項で後述）．eGFR 30 mL/分/1.73 $m^2$未満の腎不全患者では効果が期待できず使用できないことから，高血圧の適応はないもののループ利尿薬が選択肢に入る．

**【処方例（少用量）】**

> ヒドロクロロチアジド（ヒドロクロロチアジド錠12.5 mg「トーワ」）　1回12.5 mg　1日1回　朝食後
> ※降圧配合剤では本薬が配合されている薬剤が多い．添付文書上の承認用量は25～100 mgとなっているが，本薬が承認された1960年代はほかに使用できる薬剤が乏しい背景があった．現在では6.25～12.5 mgが主流で，50 mg以上を用いることはほとんどない．

## 7．投与開始

投与開始時の薬剤の用法は血圧レベルによって異なる．Ⅰ度高血圧（140～159/90～99 mmHg）では降圧薬は単剤で少用量から開始する．Ⅱ度以上では単剤の通常用量または2剤の少用量を併用で用いる．降圧薬の多くは降圧効果が最大になるまで2週間～1カ月程度かかる．そのため，降圧を急ぐ必要がある高血圧切迫症や重症高血圧でなければ，降圧効果の確認までの間隔は2週間以上空けてよい．その後降圧目標に到達するまで増量または併用薬剤の追加を行う．この際，低血圧症状の出現に注意する．低血圧症状は立ちくらみや倦怠感の訴えとして観察される．患者がこうした症状を訴える場合は緩徐な降圧を心がける．特に，既知の主幹動脈病変を有する，あるいはリスク因子を有する症例では一過性の神経欠落症状等の虚血に基づく症状に注意しながら降圧を行う．

## 8．併用療法

降圧薬を併用する場合は，異なる作用機序の薬剤を組み合わせることで相乗的な降圧効果を得られるようにする．単剤の増量よりも併用の方が有効性，安全性ともに優れる[3)]とされている．

CCBおよび利尿薬はいずれも反応性のレニン・アンジオテンシン系（RAS）の亢進をきたすため，RAS阻害薬との併用で降圧効果が増強される．特にチアジド系利尿薬とRAS阻害薬の組み合わせは電解質異常等の副作用を相殺する利点もある．CCBの血管拡張作用とチアジド系利尿薬の循環血液量減少作用も相乗的に働く．

RAS阻害薬同士の併用療法は類似の作用機序の重複となることから好ましくない．また，2000年代に実施された大規模臨床試験が，試験デザインのまずさもあって，単剤治療群に対して併用群で腎機能に関する有害事象が増加する形でことごとく失敗[4～6)]しており，RASのダブルブロックは原則として推奨されない．主要降圧薬3～4剤の併用でも十分な降圧が得られないような場合でなければ避けたほうがよいだろう．

チアジド系利尿薬は，特に併用において心血管イベント抑制効果が報告されており[7)]，こうした成績から，チアジド系利尿薬は禁忌がないかぎり遅くとも3剤目までには併用されるべきとされている．

$\beta$遮断薬は心筋虚血や心不全，頻脈等，優先して投与すべき病態が存在しなければ，原則的にその患者に投与可能な第一選択薬がすべて併用された後で使用を検討する．アテノロール，ビソプロロールは腎不全症例では血中濃度が上昇するため注意を要する．

治療抵抗性の高血圧では鉱質コルチコイド受容体（MR）拮抗薬・カリウム保持性利尿薬や$\alpha_1$遮断薬の併用が推奨される．直接的レニン阻害薬のアリスキレンはALTITUDE試験[6)]の失敗を受けた添付文書の改訂により処方が難しい薬剤となり，臨床現場での位置づけが固まる以前にほとんど使用されなくなった．それ以外の薬剤は現在妊婦等の特殊条件以外ではあまり使用されない．

## 9．服薬タイミングとアドヒアランス

先に記したとおり，降圧治療では終日にわたって安定した降圧効果が得られることが重要であり，そのためには第一にアドヒアランスが良好であること，血圧が高い時間帯に有効性が発現していることが求められる．

アドヒアランス改善のために朝食後1回内服が行われることが多いが，主要降圧薬は吸収や代謝に食事の影響が大きくない薬剤が多いため，生活リズムや血圧の日内変動パターンに応じて投与タイミングを変更してよい．添付文書の用法・用量に食前や食後の指定がなければ影響しないと考えてよい．服薬忘れについても，「食後に飲み忘れた」というものが服薬しなかった理由として日常よく聞かれるので，思い出したとき直ちに服用するよう説明してよい．

高血圧患者では血圧の日内変動パターンが，就寝中の血圧低下がみられないnon-dipper型であったり，早朝起床前後に顕著な血圧上昇を認めるmorning surgeを呈したりするケースがしばしばみられる．こうした症例では心血管事故の頻度が高い[8, 9)]ことが知られており，朝晩の分服や夜1回の内服を試みることもある．一方で，利尿薬は内服後尿量が増加するため夕方以降の服用には向かない．

## 10．おわりに

きわめて多数の製剤が存在する降圧薬であるが，先述の第一選択薬4剤に加えて$\beta$遮断薬，スピロノラクトン（MR拮抗薬），ドキサゾシン（$\alpha_1$遮断薬）の計7剤の使用法を知っていれば，ほとんどの患者に対応可能である．また，高血圧領域に限らず，添付文書の記載事項は重要であるため，使用頻度の高い薬剤については読んでみることをおすすめする．

## 文 献


1) 「高血圧治療ガイドライン2019」(日本高血圧学会高血圧治療ガイドライン作成委員会/編), ライフサイエンス出版, 2019
2) Turnbull F, et al : Blood pressure-dependent and independent effects of agents that inhibit the renin-angiotensin system. J Hypertens, 25 : 951-958, 2007 (PMID : 17414657)
3) Wald DS, et al : Combination therapy versus monotherapy in reducing blood pressure : meta-analysis on 11,000 participants from 42 trials. Am J Med, 122 : 290-300, 2009 (PMID : 19272490)
4) Mann JF, et al : Renal outcomes with telmisartan, ramipril, or both, in people at high vascular risk (the ONTARGET study) : a multicentre, randomised, double-blind, controlled trial. Lancet, 372 : 547-553, 2008 (PMID : 18707986)
5) Fried LF, et al : Combined angiotensin inhibition for the treatment of diabetic nephropathy. N Engl J Med, 369 : 1892-1903, 2013 (PMID : 24206457)
6) Parving HH, et al : Cardiorenal end points in a trial of aliskiren for type 2 diabetes. N Engl J Med, 367 : 2204-2213, 2012 (PMID : 23121378)
7) PROGRESS Collaborative Group : Randomised trial of a perindopril-based blood-pressure-lowering regimen among 6,105 individuals with previous stroke or transient ischaemic attack. Lancet, 358 : 1033-1041, 2001 (PMID : 11589932)
8) Roman MJ, et al : Is the absence of a normal nocturnal fall in blood pressure (nondipping) associated with cardiovascular target organ damage? J Hypertens, 15 : 969-978, 1997 (PMID : 9321744)
9) Kario K : [Morning surge and sleep surge in blood pressure--new clinical insights]. Nihon Rinsho, 69 : 1950-1957, 2011 (PMID : 22111313)



【著者プロフィール】
又吉哲太郎(Tetsutaro Matayoshi)
琉球大学医学部附属病院 総合臨床研修・教育センター
キャリア形成支援センター

# こんなにも面白い医学の世界

## からだのトリビア教えます

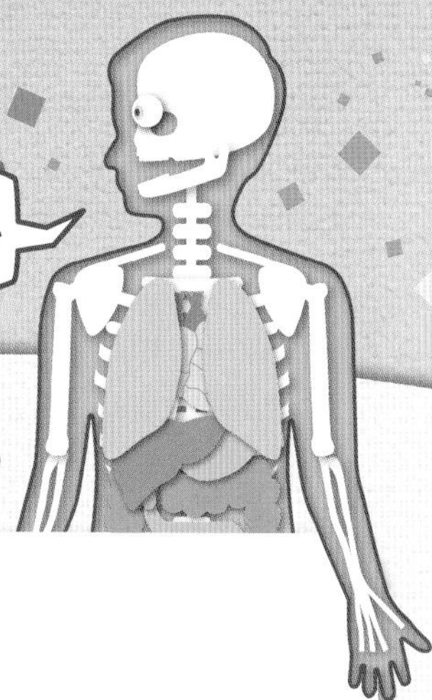



中尾篤典
（岡山大学医学部 救命救急・災害医学）


## 第67回 鼻をかんだら目が飛び出た

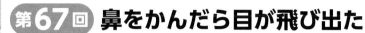

花粉症でくしゃみや鼻をかんでいる人をよくみかける時期になりました．以前，夜勤をしていた夜中に「鼻をかんだら片目が飛び出た」という患者さんの収容依頼がありました．バイタルサインはすべて安定，視力低下はなし，痛みなし，充血は軽度でした．研修医の先生は必死で鑑別診断をあげて，甲状腺機能亢進症やアレルギー，腫瘍の検査までしようとしていましたが，夜中に急に起きるものではなさそうです．

これは典型的な眼窩気腫で，眼窩と鼻腔・副鼻腔に交通が生じることで，空気が眼窩に侵入するために起こります[1]．要するに吹き抜け骨折です．実は，鼻をかむと鼻腔内には相当な圧がかかることが知られています．Gwaltneyらは，咳，くしゃみ，鼻かみのそれぞれの鼻腔内圧を測定しました．それによると鼻をかむときの鼻腔内圧は，咳やくしゃみのときの圧の約10倍になり，鼻腔内圧が190 mmHgを超えると眼窩に空気が漏れる可能性が高まるそうです[2]．同様の現象は，ヨガの呼吸法や重量挙げをするときでも起きることがあります[3]．

このように「鼻をかむ」という行為は意外と危険を伴います．なので，顔面外傷で副鼻腔に骨折がある患者さんには，鼻かみ禁止という指示を出しておかないといけません．眼窩をつくる骨はそんなに軟なものではないのですが，慢性鼻炎などがあると炎症で弱くなる場合があるので注意が必要です．

また，鼻をかむと鼻腔内圧だけでなく髄液圧と鼓室圧も極端に上がります．その結果，内耳の外リンパが中耳へ漏出することがあり，これは外リンパ瘻と呼ばれています．内耳のリンパは，聴覚・平衡機能を司るために重要な働きをしていますので，めまいの患者さんをみたときには，めまいが起きる前に鼻をかんだかどうかの問診をすることが大切です．知り合いの耳鼻咽喉科の先生は，鼻をかむのが下手な人が多いことに嘆いておられました．

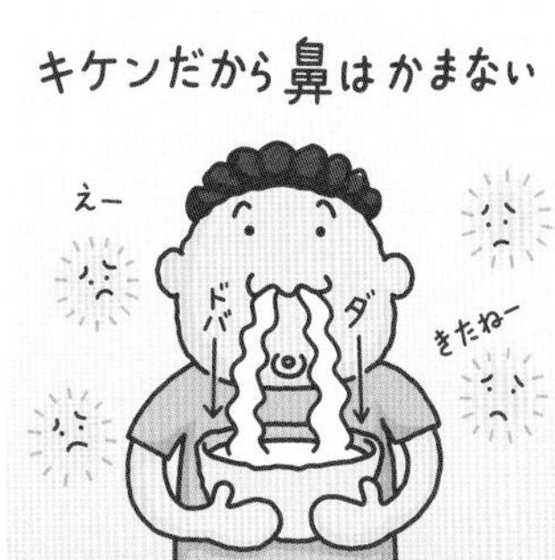

キケンだから鼻はかまない
えー
ドバ
ダ
きたねー


これらはほぼ保存的治療からスタートしますので，夜間休日に診た場合には特殊な場合を除いて眼科や耳鼻科の先生をたたき起こす必要はありません．ただし，必ず専門診療科の受診を指示しておきましょう．

### 文献


1） Ariyoshi Y, et al：Orbital Emphysema as a Consequence of Forceful Nose-Blowing：Report of a Case. Case Rep Emerg Med, 2019（PMID：31316840）

2） Gwaltney JM, Jr, et al：Nose blowing propels nasal fluid into the paranasal sinuses. Clin Infect Dis, 30：387-391, 2000（PMID：10671347）

3） Ozdemir O：Orbital Emphysema Occurring During Weight Lifting. Semin Ophthalmol. 30：426-428, 2015（PMID：24475915）

Hifumi Toru
一二三 亨
聖路加国際病院 救急部・救命救急センター

# 第3回 誰にも聞けないPubMed検索法
## なぜ，検索できない？ できるためのトレーニングは？

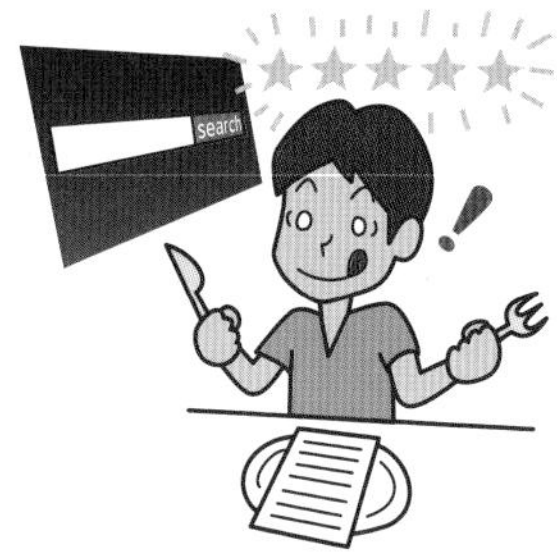


## PubMedとは？ なぜいまだにPubMedなのか？

われわれは，例えば美味しいレストランを探すときに食べログなどの口コミサイトを参考にしたり，ミシュランガイドを参考にしますね．そのときの必須の情報は，やはり情報の**信頼性**と**新しさ**だと思います．美味しくないのに美味しいという**ウソの**評価を並べたり，行って見るともうその店が何カ月も前に閉店したのではどうしようもありませんね…．

アカデミアの世界でも同様です．まずはある程度信頼できて，新しい情報がまとまっているサイトを検索したいですよね．その意味では**PubMed**がよいと思います[1]．PubMedとは，アメリカ国立医学図書館（NLM）の一部門であるアメリカ生物工学情報センター（NCBI）が開発・提供する**MEDLINEをインターネット上で検索できるシステム**です．無料で使えて，どんどんと最新の雑誌がup dateされています．2020年1月現在，文献の収録件数は約3,000万件です．このMEDLINEはアメリカ国立衛生研究所（NIH）の評議委員会が選考や収録範囲など方針を策定して，雑誌の審査を行い，その採択率は1割程度だそうです．なので，このMEDLINEに掲載されている雑誌（PubMedで検索可能な文献）ということは**最低限の信用がある**と考えてよいと思います．しかしながら気をつけないといけないのが，最近**"ハゲタカジャーナル（predatory journals)"**なる雑誌が多く出てきたことです．この"ハゲタカジャーナル"は，Web出版の利便性を悪用して，掲載料によって不当に利益を得ようとする出版社が，編集顧問・査読委員会による査読を行わずに論文を採用し発表している雑誌です．MEDLINEにも掲載されていることがありますので，その点は注意が必要です．

**PubMed検索は新しい正確な医学情報をどんどんup dateできる方法**なので，医師としての価値を高め，保ち続けることができるツールと考えます．だから必要なのですね．

## PubMed検索の機能

PubMedは結構**アナログ**です．これを受け入れないといけません…．AIに自分が食べたいものを言うと探してくれてよい感じのレストランを提示してくれる，といった機能では決してありません．検索式をつくって，その結果が出る．非常にシンプルなのですが，ものすごく便利かというとそうではないですね．

PubMedで検索するにあたってまず，基本的に押さえないといけないことを表1，2，図1にお示しします．これは今回最低限知っておいてもらいたいことに絞りました．ほんの一例ですので，詳しく学びたい先生はさまざまなサイトを参照してみてください[2)]．この原則はすべて覚えてくださいね．

**表1 文字入力のルール**

| |
|---|
| ① 大文字，小文字の区別はなし |
| ② 著者名は姓（フル）＋名（イニシャル）＋ミドルネーム（イニシャル）<br>例）hifumi t |
| ③ 記号，アクセント記号は省略<br>例）Behçet's syndrome→behcets syndrome |
| ④ ギリシャ文字は読みで<br>例）α-toxin → alpha toxins |
| ⑤ 半角ダブルクォーテーション“ ”の使用：完全一致検索 |
| ⑥ アスタリスクを追加：ワイルドカード（あいまい検索）<br>例）injur* → injury, injured, injuries |

**表2 タグ（フィールド指定検索）**

| | タグ |
|---|---|
| タイトル | 検索ワード＋[ti] |
| タイトルとアブストラクト（抄録） | 検索ワード＋[tiab] |

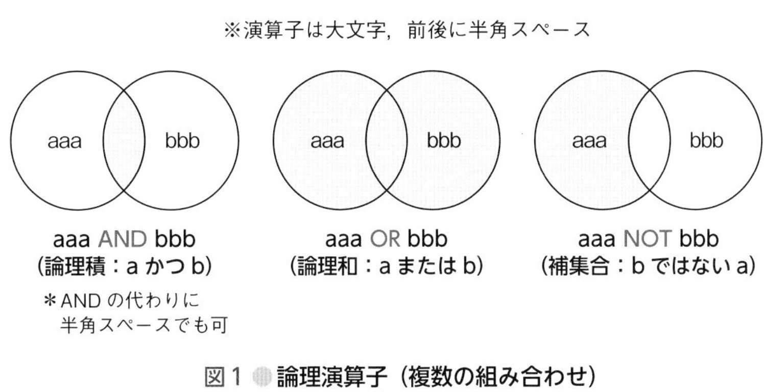


**図1 論理演算子（複数の組み合わせ）**

## PubMed検索を実際にやってみよう

最初に検索式の原則をお示しします.

### 検索式の基本

PICO〔P：patient（患者），I：intervention（介入），C：comparison（比較対象），O：outcome（アウトカム）〕のうち，PとIに関して複数の検索語をORで組み合わせたフィルターを作り，最終的には下記のような検索式を作成（アウトカムに関連する用語は原則入れない）

**（Pのフィルター）AND（Iのフィルター）AND（研究デザインのフィルター）**

例をみてみましょう．外傷患者にトラネキサム酸（トランサミン®）を投与していたのを救急外来で見た研修医のA先生は，早速トラネキサム酸のエビデンスを調べようと思いました．そこでPubMed検索をはじめてみました（図2）．Pは「外傷患者」，Iは「トラネキサム酸の投与」，Oは「転帰」となります．

まず，「trauma AND "tranexamic acid"」と入れてみます（これは，trauma "tranexamic acid"と同じです）．何も考えずにPubMed検索するとこんな感じではないでしょうか？**784件ヒット**しました．いかがでしょうか？どう考えても784の文献に目を通すことは不可能ですよね．

ではもう少し検索範囲を狭くして（図3）…「trauma [ti] AND "tranexamic acid"」としてみました．**207件**のヒットです．いかがでしょうか？これでも多いと感じたA先生がさらに「trauma [ti] AND "tranexamic acid" [ti]」と絞り込むと…**113件**ですね．なので，正解というのはなくて，**100～200文献くらいは最低限，なんともなくすばやく目を通す必要**がありそうですね（注：上記の検索結果は2020年1月現在のもの）．

## 何度でも言う，アカデミアの"筋トレ"

ですから…やはり最低限の筋トレなくして，アカデミアはどうしようもならないのですね．**論文検索が苦手＝このアカデミア筋力不足そのものです**．もし100～200の論文のタイトルとアブストラクトにさっと目を通せないと，ずっとアカデミアから逃げ続けなくてはいけなくなります．**100～200の論文のタイトルとアブストラクトから自分自身が目的としている文献かどうかを，サッと読んで判断でき頭が疲れない，最低限のアカデミア筋力をつけましょう！**

そのための筋トレはとにかく量を読むことですね．**100～200の論文のタイトルとアブストラクトを1日で読むトレーニングを10日間くらい，まずは続けて**みてください．

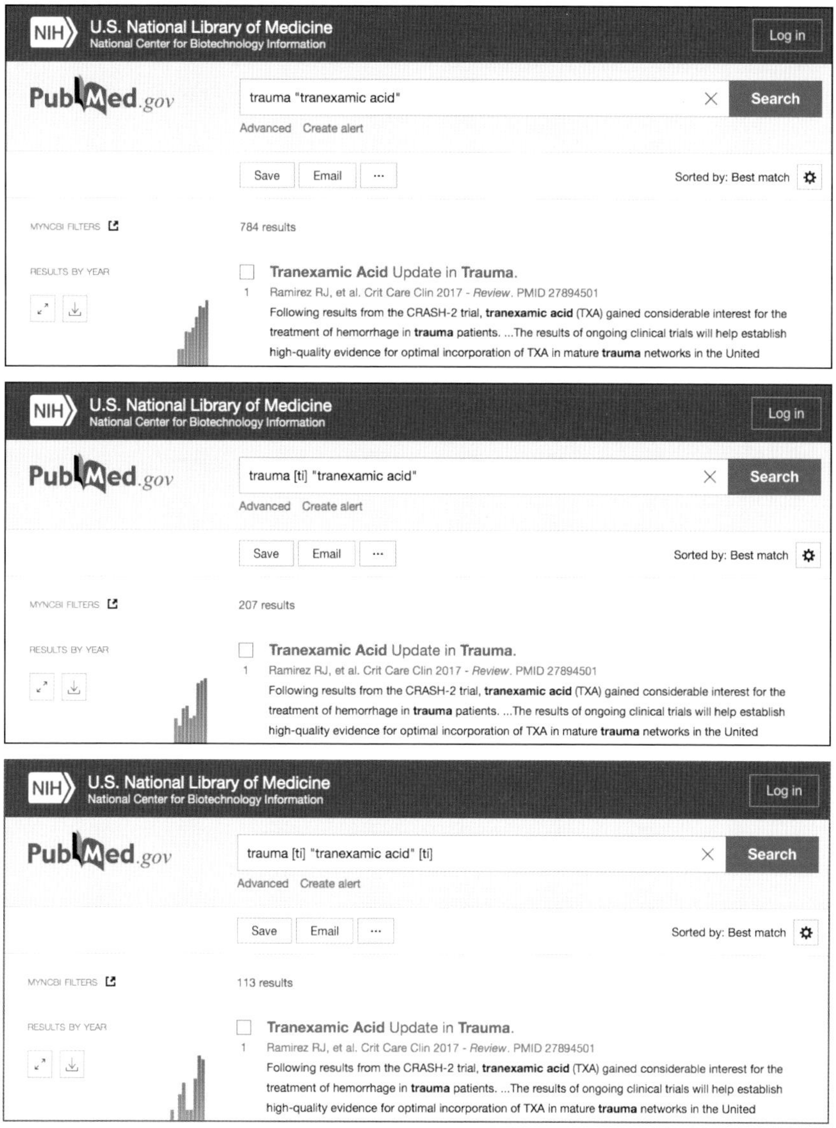


図2 実際のPubMed検索

① 最も簡単な検索
対象患者 [ti] AND 介入 [ti]

半角あける

② 次に簡単な検索
対象患者 [ti] AND 介入

図3 範囲をしぼった検索

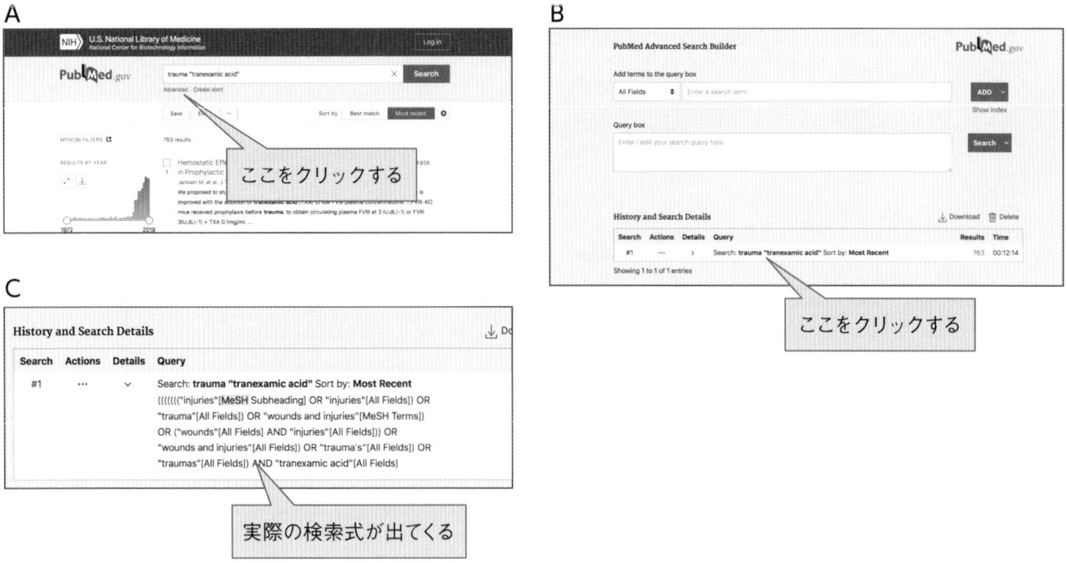


図4 検索式の見かた

## MeSHとは?

先ほど検索したものの，実際の検索式を見てみましょう．検索式の見かたは図4にお示しします．そうしますと…検索式のなかにMeSHという言葉が含まれています．MeSH（メッシュ）はMedical Subject Headingsの略で，NLMが，索引誌Index Medicusの見出し語として1960年に開発した医学用語集です．イメージとしてはまさしくメッシュの名のごとく，線ではなく面（網）で関連のある論文を捉えるような感じです．PubMedのトップページにある“Explore”のマークの下からMeSH Databaseにアクセスし，検索窓に調べたい単語（例えば「tranexamic acid」）を入れて検索すると図5のようにMeSH termを調べることができます．MeSHを利用すると調べたいものが抜け目なく，まるで網をかけたかのように検索することが可能となります．

ただし，MeSHも注意点があります．それは新しい文献にはまだ付与されていない場合がある，ということです．これには注意が必要ですね．

### 今回のまとめ

**今回はPubMed検索に必要な最小限の知識を整理しました．100～200の論文のタイトルとアブストラクトから自分自身が目的としている文献かどうかを，サッと読んで判断でき頭が疲れない，最低限のアカデミア筋力をつけましょう！ 今回は本当に必要最小限の情報提供にしましたのですべて覚えるようにしてください．**

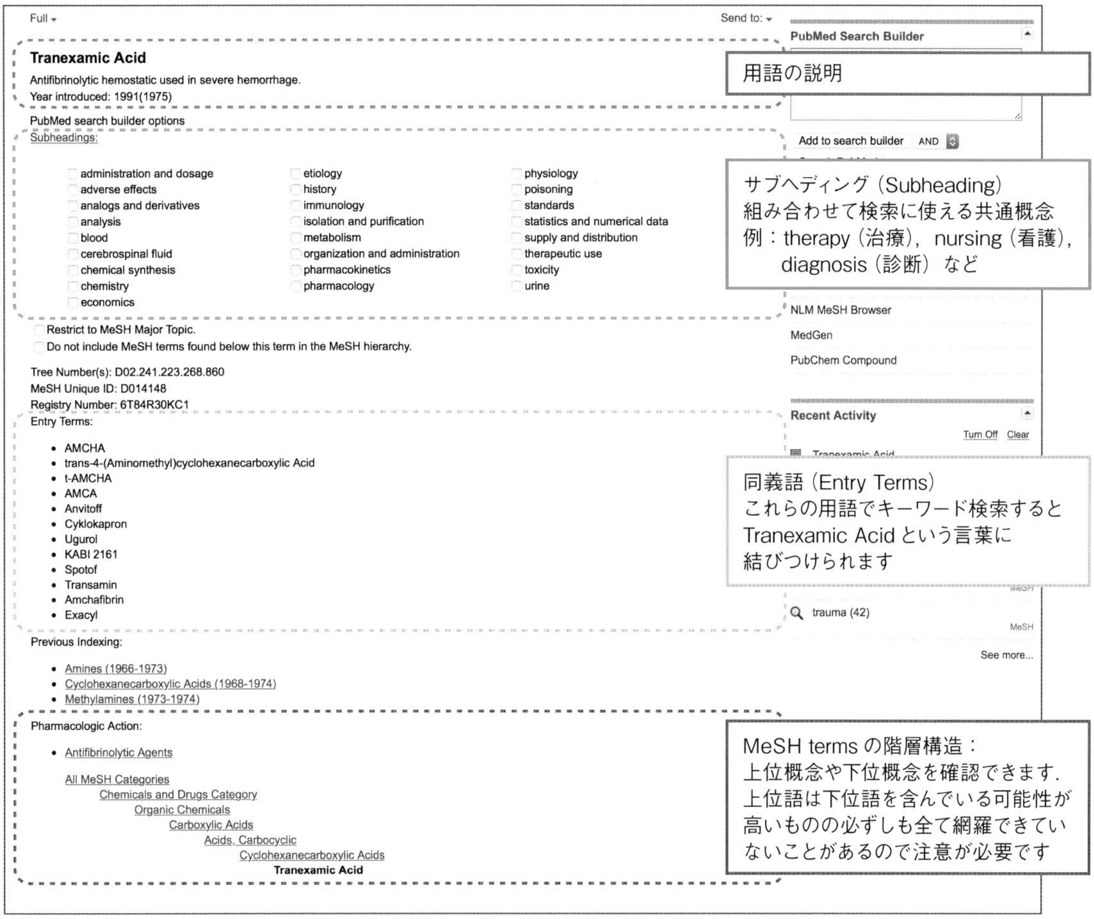


図5 MeSH term

## 文献

1）PubMed：
https://pubmed.ncbi.nlm.nih.gov
2）東京大学 医学図書館：PubMedの使い方．2019
https://www.lib.m.u-tokyo.ac.jp/manual/pubmedmanual.pdf

**一二三 亨**
聖路加国際病院 救急部・救命救急センター
普段の臨床で多くの疑問があると思います．
それを解決できる手段がアカデミアです．

# 救急診療・研修生活のお悩み相談室

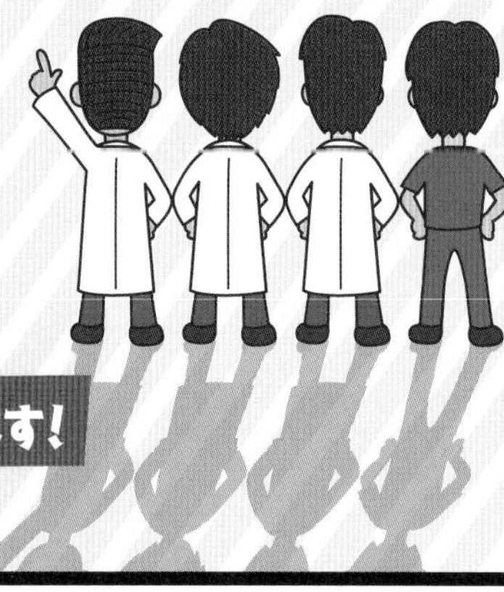

Dr.志賀と3人の若手医師：カルテットがサポートします！

監修 志賀　隆　執筆者 竹内慎哉，千葉拓世，東　秀律

## 第5回　入職後の4～5月，学生時代とのギャップを感じてつらいです…

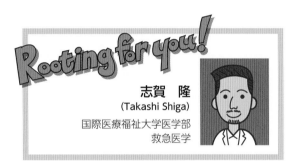

Rooting for you!

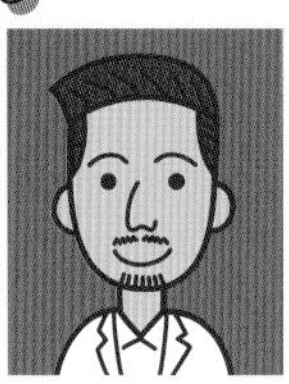

志賀　隆
(Takashi Shiga)
国際医療福祉大学医学部
救急医学

T先生は学生時代にはヨット部の副キャプテンで学業にもサークル活動にも積極的でした．アルバイトで貯めたお金で長期休暇にはバックパッカーとして海外旅行にも何度か行ったりして，充実した学生生活を過ごしました．4月になり，就職した病院のオリエンテーションがはじまると積極的に発言をして，同期とも飲み会を開いたりしていました．

11月になりT先生は選択研修で忙しい救急科のある病院に行きました．はじめの2週間は順調だったのですが，3週間目に入ったあたりで遅刻が目立つようになり4週目になると出勤できなくなってしまいました．

T先生のようにとても活発だった研修医の先生が遅刻からはじまって徐々に調子が悪くなっていくことがあります．ボクシングのボディーブローのように徐々に症状が進んでいくため本人もあまり意識できないこともあります．産業医の医師の一部は下記のように，労働者の抑うつの徴候を救い上げてはどうか？ と提唱しています[1]．

- ゲ　：元気が出ない
- イ　：イライラする
- ツ　：疲れている
- 心配：心配ばかりしている
- オ　：起きられない
- ネ　：眠れない
- シ　：身体症状（頭痛・めまい等）
- ヨ　：抑うつ

私自身，以前の職場で研修医の先生が出勤してこないため，研修担当事務と一緒に宿舎まで訪ねていったこともあります．場合によっては親御さんに連絡したり，産業医との面談の機会も積極的に設定します．

### 「社会人ギャップ」なぜ不調になってしまうのか？

筑波大学の前野先生らの研究によると初期研修医のうち25％は研修開始後2カ月で抑うつ状態になるということがわかっています[2]．かなりの割合ですよね．ここでは元気だったはずの初期研修医の先生方がどうして不調になってしまうのかについて考えてみたいと思います．うつの引き金になると考えられる研修医のストレスの原因には，3種類のギャップが影響するといわれています[3]．それらは「生活ギャップ」「プロフェッションギャップ」「社会人ギャップ」です．

1つ目の「生活ギャップ」は生活リズムの変化です．勉強が大変だったとはいえ学生時代には自分の裁量が

ありました．ところが，研修医になると，仕事の拘束時間が長い，当直で眠いのに働かなければならないなどの生理的なストレスがとても大きくなります．学生時代のように，週末の決まった休日や月単位の長期休暇もありません．長時間労働もよくあります．そして，患者さんを担当して命に責任をもつため同じ時間であっても密度がはるかに濃くなります．

2つ目は上述した自分の理想や周囲に求められている姿と，現実のできない自分の姿のギャップで「プロフェッションギャップ」．医学生は常に優秀であった人が多いです．でも病院で求められることは「効率的なコミュニケーション」「タスクの推敲力」「現場での学び」など今までと大きく異なります．そんななかで，同僚や先輩と比べたりして落ち込みます．私自身も静脈路確保のスキル上達に苦労しました．先輩方に「静脈路確保できないとほかがいくらできてもダメ！」という感じで評価されたのでますます悩んだことがあります．

最後3つ目は患者さんや他職種など周囲の人に，たとえ文句を言われても怒ったりしない，遅刻をしないなど社会人としてのふるまいを求められる「社会人ギャップ」です．研修医の先生で「なぜ毎日定時に来ないといけないのだろう？」と真剣に悩んでいる人もいました．確かに，学生時代は学業で成果を出していればいいです．業種が違えば（稼いでいれば）出勤時間はフレックスでいいというところもあります．しかし，医療の世界では遅刻する外科医，救急車が到着しても現れない救急医などはやっていけません．

今までは学生であった人が，ある日突然白衣を着て医師として社会人らしさを求められるため，こういったギャップの大きさにストレスを感じてしまうのです．医師人生にむけてプロフェッショナリズムを少しずつ生み出すために，多くの医学部では白衣式や登院式などをしたりしています．一生懸命プロフェッショナリズムを涵養しようとしているものの，社会全体の流れ（プライベート重視，経済的リターン重視）もあります．病院側としても研修医の先生を支える体制が必要ですね．

## 個人でできる対策は

一番お勧めしたいこととしては「睡眠時間の確保」「休みをとる」です．労働時間が長くなり睡眠時間が短くなると，抑うつ状態になりやすくなります．同期や先輩と自分の仕事量を比べてしまったりして，なかなか帰宅できないという研修医もよく見かけます．どうしても残業が多くなってしまう場合には上司や先輩に相談して業務量の調節を考えてもらいましょう．

特に女性の研修医の先生においては「体重減少」は危険なサインだと考えています．以前の職場で拘束時間の長い科をローテーションをしてやつれてしまった研修医の先生に出会うことがよくありました．救急ではなるべく定時で帰っていただき，食事も3食しっかりとるようにシフト中も必ず食事時間を設けていました．

## 組織としての対策も必須

ただ，研修医自身が気をつけていくことには限界があります．やはり，研修事務，臨床心理士，プログラム責任者などが，

- 研修医が研修について振り返る場をつくっていく
- 多職種でアプローチをする
- チームで情報を共有する
- 当直回数に制限を設ける
- 各科ローテーション内容などを組織で検討する

など初期研修プログラム全体で「研修医が最後まで安心して2年間のマラソンを走り抜けることができる体制」をつくっていくことが必要です．

### 文 献


1）「産業医はじめの一歩」（川島恵美，山田洋太／著），羊土社，2019

2）瀬尾恵美子，他：初期臨床研修における研修医のストレスに関する多施設研究．2013 https://kaken.nii.ac.jp/ja/file/KAKENHI-PROJECT-22590452/22590452seika.pdf

3）宮崎 仁，他：感情と医師研修（後編）．medicina，42：1468-1475，2005


**お悩み募集** 読者の皆さんも，救急診療・研修生活のお悩みをカルテットに相談してみませんか？
投稿はこちらまで：rnote@yodosha.co.jp（ご意見・ご感想でもOKです）

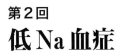

**輸液療法シリーズ** シリーズ監修：日本医科大学 名誉教授／医療法人社団やよい会 理事長　飯野靖彦

# 輸液の基本と電解質異常の診かた

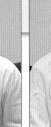

輸液の体内分布や酸塩基平衡異常の判断などの基本知識とNa・Kの電解質異常の診かたについて，3回にわたり解説します

聖マリアンナ医科大学 腎臓・高血圧内科 講師　**今井直彦**氏
日本医科大学 名誉教授/医療法人社団やよい会 理事長 **飯野靖彦**氏

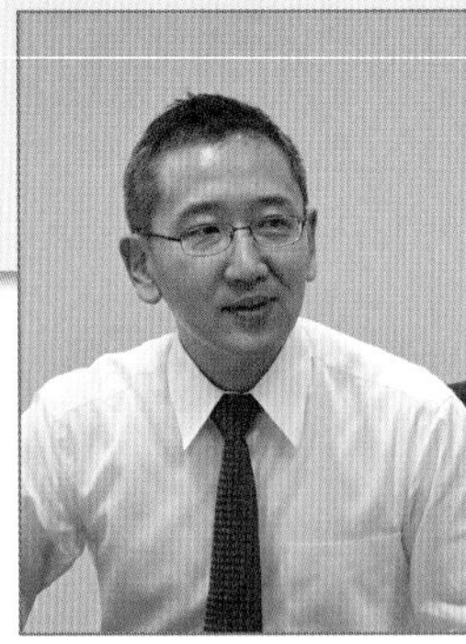
今井氏

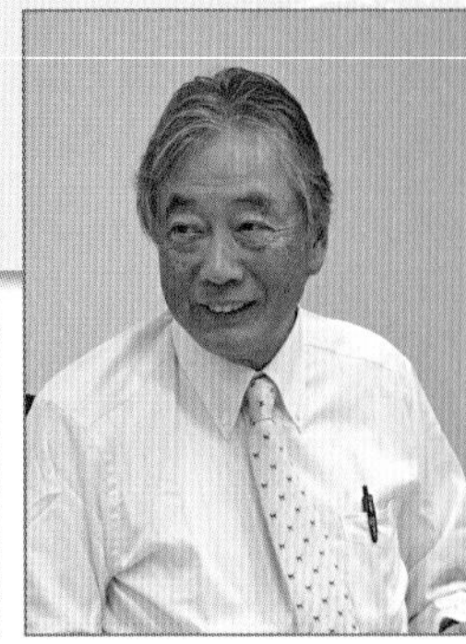
飯野氏

## 第2回
# 低Na血症

**飯野**：「輸液の基本と電解質異常の診かた」の第2回は，研修医のための低Na血症の診かたについて，聖マリアンナ医科大学 腎臓・高血圧内科の今井直彦先生に解説していただきます．

## 1 低Na血症の症状

**飯野**：低Na血症の患者さんは多いのですか．

**今井**：低Na血症は，最も頻度が高い電解質異常です．

**飯野**：Kの異常よりも多いですか．

**今井**：Kの異常は心電図変化などがあり，目立つので多い印象がありますが，実際は低Na血症の方が多くみられます．欧州のデータですが，健診でみつかる電解質異常では，低Na血症が最も多く，特に75歳以上の高齢者で多いことがわかります(図1)．

**飯野**：では，低Na血症になるとどのような症状がみられるのでしょうか．

**今井**：低Na血症の症状は，軽度ではほとんど目立ちませんが，それ以上になると中枢神経症状や筋症状が出てきます．中枢神経症状には頭痛，歩行障害，嘔気・嘔吐などの症状と痙攣，昏睡などの致死的な症状があります．急性低Na血症の場合は血清Na値が135 mEq/Lでも症状が出る場合があります．筋症状としては，筋痙攣があげられます（表1）．

嘔気・嘔吐は一般的な消化器症状です．しかし嘔吐は低Na血症としては脳浮腫を反映した重症の症状で，消化器疾患の嘔吐と同じような捉え方をすると非常に危険です．研修医の先生は，低Na血症の患者さんが嘔吐しているときには制吐剤を投与して朝まで様子をみるのではなく，必ず上級医に相談して，低Na血症に介入が必要な可能性が非常に高いことを理解してください．

**飯野**：低Na血症というと，Naが少ないからNaを投与しようと考える研修医も多いと思われますが，このような患者さんにNaを投与するのは間違っているのでしょうか．

**今井**：Naを追加して補正すればよいというものではありません．低Na血症というのは，濃度の問題ですので，そこを間違えないように注意してもらいたいと思います．血清Na濃度は体液の濃さの指標です．体に入る液体の濃さと体から出る液体の濃さのバランスが血清Na濃度を決めています（図2）．

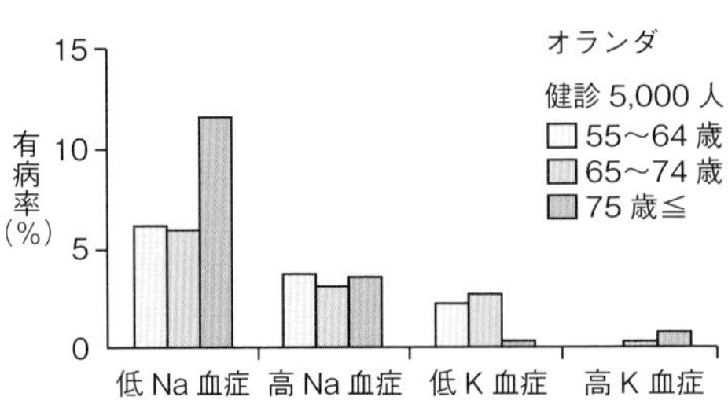


図1　低Na血症は最も頻度の高い電解質異常[1)]

表1　低Na血症の重症度と症状[2)]

| 重症度 | 症状 |
|---|---|
| 中等症 | ・嘔気<br>・錯乱<br>・頭痛 |
| 重症 | ・嘔吐<br>・傾眠<br>・痙攣<br>・昏睡 |

**嘔吐は重症である．無視してはいけない**

## 2 血清Na濃度の調節

**飯野**：では，血清Na濃度はどのように調節されているのでしょうか．

**今井**：濃度の調節は，抗利尿ホルモン(anti-diuretic hormone：ADH)がメインで行っています．

**飯野**：ADHは，水のコントロールをするので，溶媒の量によって，Na濃度が変わってくるということですね．どのように調節しているのでしょうか．

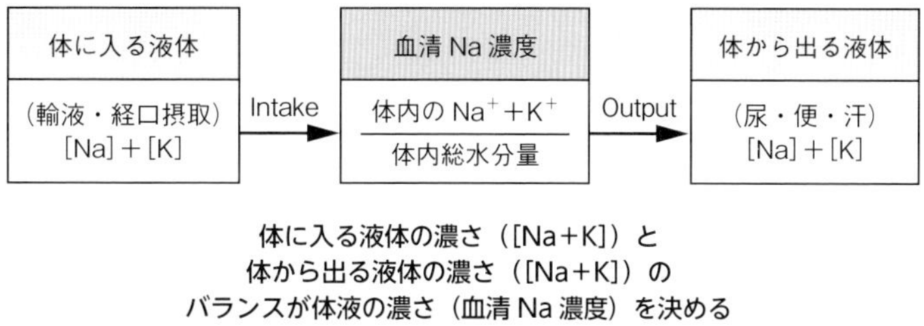


図2　血清Na濃度は体液の濃さの指標[3)]

**今井**：ADHは体液の恒常性に関係するホルモンで，浸透圧調節系と容量調節系の2つの調節系により制御されています(表2)．浸透圧調節系では，血漿浸透圧が上昇したときにADHが分泌されます．容量調節系では，有効循環血漿量が低下すると，ADHが分泌されます．

**飯野**：ショックの場合など，ボリュームが少なくなるとADHが大量に出てきますね．

　では，低Na血症はどういう異常で起こってくるのでしょうか．

**今井**：薄いものが入った場合と，濃いものが出ていった場合，低Na血症になります．ですから，低張輸液が入ってしまった場合，あるいは精神的な疾患で大量に飲水をした場合には，低Na血症になりやすいです．ただ，前提として，ADHが作用していなければ，人間は低張尿を出すことができますので，低Na血症にはなりません．

**飯野**：腎機能が正常であれば，うまく調節されるということですね．

**今井**：そうです．ですから，低Na血症があるということは，ADHが作用をしていると考えられます．

表2　2つの調節系によるADHの制御

| | 浸透圧調節系 | 容量調節系 |
|---|---|---|
| シグナル | ・血漿浸透圧 ↑ | ・有効循環血漿量 ↓ |
| センサー | ・視床下部 | ・頸動脈洞<br>・心房<br>・腎輸入細動脈 |
| エフェクター | ・ADH<br>・口渇 | ・レニン・アンジオテンシン・アルドステロン系<br>・交感神経系<br>・ナトリウム利尿ペプチド系<br>・ADH |

提供：今井直彦先生

$$\text{血清Na濃度} = \frac{\text{体内総Na量} + \text{体内総K量}}{\text{体内総水分量}}$$

図3　Edelmanの式[3)]

## 3 Kの影響

**飯野**：血清Na濃度にはK濃度が影響するといわれていますね．Kはどのような役割をしていますか．

**今井**：Kは，細胞内へ水を引き込む力になりますので，細胞の大きさを維持するのに大事な電解質です．

**飯野**：Kを入れるとどうなるのでしょうか．

**今井**：Kを入れるとNaは上昇します．血清Na濃度を計算する「Edelmanの式」をみると，「血清Na濃度」は，「体内総水分量」分の「体内総Na量＋体内総K量」となっています(図3)．分子にKが入っているところがポイントです．ここからわかるようにKの投与のみで低Na血症は改善しますので，Kの投与には気をつけなくてはいけません．

　ここで，Kの投与が血清Na濃度に影響することがよくわかる症例をご紹介します(図4)．重度の低Na血症と低K血症で来られた患者さんです．入院時検査所見では，Naが97 mEq/L，Kは1.6 mEq/Lでした．急激に低Na血症を補正するとよくないことは知られていますので非常に慎重にNaを補正しました．一方でKは1.6 mEq/Lと低値だったこともあり，1日に430 mEqのKを入れてしまいました．結果的にNaはそれほど入れていないにもかかわらず，血清Na濃度が24時間で17 mEq/Lも上昇してしまったという症例です．Naを入れていなくて，Kを入れただけなのに血清Na濃度が上昇してしまったのは，「Edelmanの式」をみると理解できると思います．

## 4 低Na血症の治療

**飯野**：それでは，ここからは低Na血症の治療について教えてください．

**今井**：まずは，急性・症候性なのか慢性なのかを大別するのがよいと思います．急性・症候性の場合，特に目の前

50歳代　女性
5日前からの進行性の脱力感にて受診
既往歴：高血圧，脂質異常症
内服薬：シンバスタチン，ロサルタン

入院時検査所見
・Na　97 mEq/L
・Cl＜60 mEq/L
・K　1.6 mEq/L

治療（最初の24時間に投与）
・Na　45 mEq（0.9％食塩水 300 mL）
・K　430 mEq

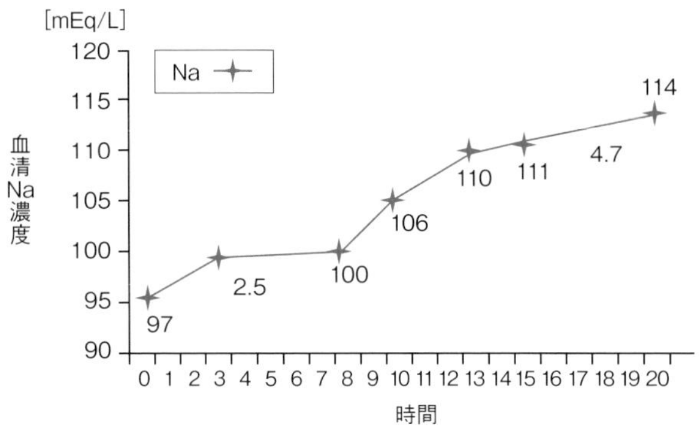


図4　症例：重度の低Na血症と低K血症の患者[4)]

で痙攣をしていたり意識障害がある場合は，脳浮腫の治療が最優先されますので，その場合には3％食塩水を100～150 mLくらい入れます．海外のガイドラインでも急性・症候性の場合は直ちに3％食塩水で治療するとされています（**表3**）．

3％食塩水を100～150 mL投与すると，Na濃度が約2 mEq/L上がります．症状の改善をみながらくり返すことが大事です．血清Na濃度が6 mEq/L上がると，ほとんどの患者さんで脳浮腫が改善され，低Na血症による痙攣あるいは意識障害が改善するといわれています．逆にいうと，血清Na濃度を6 mEq/L上げても，まだ痙攣や意識障害がある場合は，血清Na濃度が原因ではない可能性を勘案する必要があると思います．

**飯野**：生理食塩液を入れたとき，Desalinationという考え方がありますが，それはどういうことでしょうか．

**今井**：例えば，血清Na濃度が110 mEq/Lの人に，Na濃度が154 mEq/Lの生理食塩液を入れた場合，つまり薄いところに濃い液を入れたら，必ず濃度は上がると考えてしまいがちです．しかし，重要なのは，先ほどお話ししたように，体から出る液体の濃度，つまり尿の濃さです．濃い尿を出している場合には生理食塩液をいくら入れても，逆に体液は薄まってしまいます．それが，Desalinationという考え方です（図5）．

**飯野**：なるほど．尿の濃さを常に意識することが大切ですね．それから，低Na血症の治療でもう1つ重要なのは，浸透圧性脱髄症候群（osmotic demyelination syndrome：ODS）が起こらないようにすることですね．

**今井**：はい．ODSが起きてしまうと，かなり予後が悪くなることが多いので，予防が一番大事です．そのため，血清Na濃度の過補正が起こらないようにすること，過補正が起きてしまったら，きちんとそれを補正すること，この2つが大事だと思います．

**飯野**：ODSが起きるのを防ぐには，どのようにすればよいでしょうか．

**今井**：目安はいろいろありますが，欧米のガイドラインでは1日に6 mEq/Lくらいを目標に血清Na濃度を上げていくことになっています．

**飯野**：「6のルール」ですね．

表3　米国と欧州のガイドラインの共通点[5)]

| | 米国のガイドライン | 欧州のガイドライン |
|---|---|---|
| 急性または症候性の低ナトリウム血症 | 重症：3%NaCl ボーラス投与（100 mL を 10 分以上かけて．必要に応じて3回） | 重症：3%NaCl ボーラス投与（150 mL を 20 分以上かけて．必要に応じて2～3回） |
| | 中等度：3%NaCl 持続投与（0.5～2 mL/kg/時） | 中等度：3%NaCl ボーラス投与（150 mL を 20 分以上かけて．1回） |

**急性・症候性の場合 → 直ちに3％食塩水で治療する**

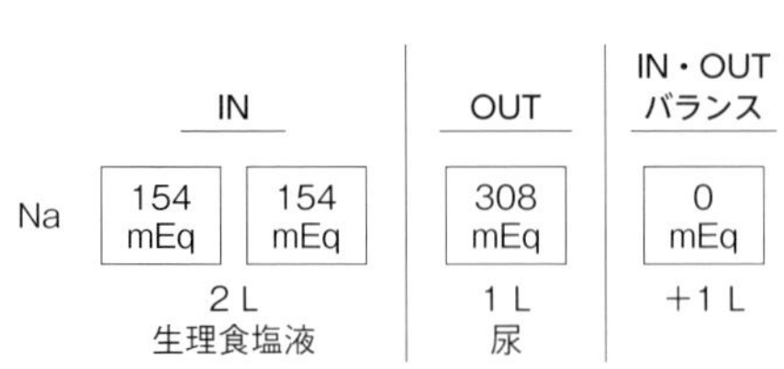


**2 Lの生理食塩液で投与されたNaが**
**1 Lの高張尿で排泄**
**＝1 Lの“真水”を投与**

図5　生理食塩液と“Desalination”[6)]

**今井**：図6にあるように急性・症候性の低Na血症の場合は，6時間以内に6 mEq/L上がるまで投与．慢性の低Na血症の場合は，1日に6 mEq/L上がるまで投与となっています．

慢性の低Na血症の補正はゆっくりと，1日かけて補正してください．また，補正によって急激にADHの分泌が減少すると，薄い尿が大量に出て，過補正が起きる可能性があります．高度低Na血症，低K血症，アルコール中毒，低栄養，肝硬変などの疾患では，過補正が起こりやすいといわれています．そのため，過補正が起こりやすい疾患を理解し，尿をこまめにモニターすることが大切だと思います．

**飯野**：尿のモニターは，何をみればよいのでしょうか．

**今井**：尿量と，尿中のNaとKの濃度を測定することが最も大事です．

## 5 医原性低Na血症

**飯野**：最後に医原性低Na血症について教えてください．

**今井**：入院中の輸液が原因で医原性の低Na血症になります．例えば周術期に低張電解質輸液の投与を続けると容易に低Na血症になります（図7）．

**飯野**：どのような患者さんが医原性低Na血症になりやすいですか．

**今井**：入院患者さんは疼痛，悪心，炎症などによりADH分泌が亢進されていて，リスクが高いです．他にも小児や腎機能の低下した高齢者にも注意が必要です．

**飯野**：医原性低Na血症を起こさないためには，投与する輸液に注意が必要ですね．

**今井**：漫然と低張電解質輸液を投与せず，等張電解質輸液（細胞外液補充液）の投与を基本としてください．

**飯野**：ありがとうございました．次回は低K血症・高K血症について解説いただきます．

（第3回へ続く）

● **急性・症候性の低Na血症**
→6時間以内に6 mEq/L上がるまで投与．そこでやめる
} **脳浮腫の治療**

● **慢性の低Na血症**
→1日に6 mEq/L上がるまで投与．そこでやめる
} **ODSの予防**

図6　低Na血症の治療「6のルール」[7]

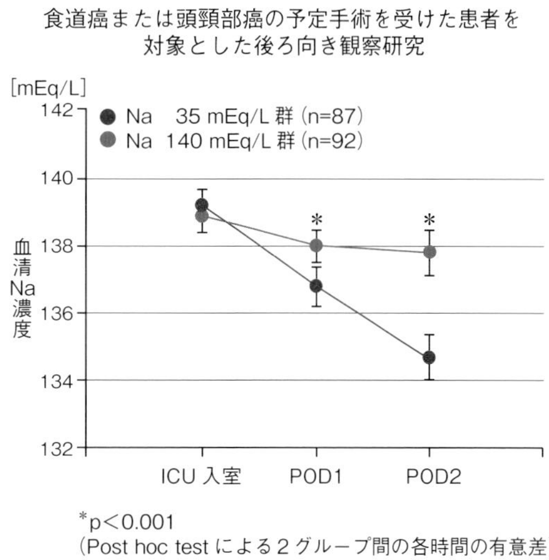


図7　周術期の血清Na濃度の比較[8]

文　献
1）Liamis G, et al.：Am J Med. 2013；**126**（3）：256-263
2）Spasovski G, et al.：Intensive Care Med. 2014；**40**（3）：320-331
3）Sterns RH：N Engl J Med. 2015；**372**（1）：55-65
4）Berl T & Rastegar A：Am J Kidney Dis. 2010；**55**（4）：742-748
5）Hoorn EJ & Zietse R：J Am Soc Nephrol. 2017；**28**（5）：1340-1349
6）Sterns RH, et al.：Chest. 2013；**144**（2）：672-679
7）Sterns RH, et al.：Am J Kidney Dis. 2010；**56**（4）：774-779
8）Okada M, et al.：J Anesth. 2017；**31**（5）：657-663

ステップ ビヨンド レジデント

# Step Beyond Resident

第197回

研修医は読まないで下さい!?

研修医はこの稿を読んではいけません．
ここは研修医を脱皮？した医師が，研修医を指導するときの参考のために読むコーナーです．研修医が読んじゃうと上級医が困るでしょ！

# 頭が痛ってぇな，くそぉ！ Part9

## ～マニアも垂涎，知ってるとかっこいい頭痛の鑑別診断～

福井大学医学部附属病院総合診療部　林　寛之

### マニアックな頭痛大集合！

頭痛全体の1～5％が二次性頭痛でコワイということは知っていても，まぁ95％は楽勝じゃん♪と思っていると，いろんな落とし穴が待っている．致死的かどうかだけの基準で考えるとなんとも臨床は楽しくない，いや患者さんが救われなくなってしまう．ここはマニアックと言わずに珍しい頭痛をきたす疾患も知っておいて損はない．

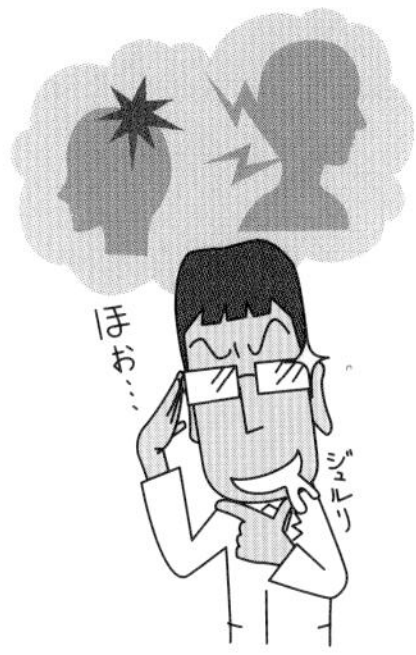


### 患者K　58歳　女性　zoster sine herpete

元来頭痛持ちの患者Kが，持続する頭痛を主訴に総合診療科外来を受診してきた．この1カ月ほど前から片頭痛が強くなり，近医で処方されているいつもの薬が効かなくなってしまった．安静時にも火箸を当てられたような痛みが右頬や側頭部に走る．この1カ月に頭部CTを2回，MRIを1回撮ったが異常は指摘されなかったという．顔や頭部には皮疹はなかった．NSAIDsやカルバマゼピンもほとんど効かず，プレガバリンを使用したら余計悪くなったのですぐに薬をやめた．バイタルサインは安定しており，肩こりもなく，一般採血検査は異常を認めなかった．この半年は，高齢の家族の介護でへとへとに弱っているという．

外来担当医Hが細かく診察すると，持続期間が長すぎるため片頭痛とは考えづらかった．どうも右頬部に異常感覚があるようで，もしやと思って採血をしたところ，帯状疱疹ウイルス抗体価が15（正常値＜2）と上昇しており，髄液で帯状疱疹ウイルスDNAが検出された．

外来担当医H

「確かに片頭痛の診断基準には合いませんし，持続性でいやらしい痛みとは言っていて，神経痛っぽいんですが，まさか本当に帯状疱疹の検査が引っかかるとは…皮疹のない帯状疱疹って厄介ですねぇ．抗ウイルス薬を使ったら痛みが激減したっていうんですよ」

### 水疱のない帯状疱疹：zoster sine herpete

帯状疱疹ウイルスの再活性化は，通常神経走行に沿った皮疹（水疱）ができるため診断は比較的容易だ．一方，水疱のない帯状疱疹ウイルス再活性化による神経障害は，zoster sine herpeteと呼ばれる（臨床神経, 55：932-935, 2015）．「ゾスターサインハーペィテ」または「ゾスターサインハーペィティ」と発音するんだよ．

診断するには，その神経痛様の痛みや多彩な神経障害から疑うしかない．zoster sine herpeteによる髄膜炎の症例報告が散見される（IDCases, 13：e00446, 2018／eNeurologicalSci, 16：100205, 2019）．中枢神経感染や顔面神経麻痺を呈し，髄液の帯状疱疹ウイルスDNAが証明された患者のうち1/4は水疱が出現していなかった（BMC Infect Dis, 18：238, 2018）．水痘後に神経節で冬眠していたくせに，忘れた頃に後に多彩な神経症状（脳炎，運動神経麻痺，脊髄炎，神経根症炎，脳神経炎，Guillain–Barré症候群，腹痛：胃・大腸潰瘍など）を呈してくることがある．著明な神経局在所見があればさまざまな精査を行うものの，痛みだけだとつい鑑別から漏れやすいよねぇ．

なんと帯状疱疹ウイルスは腹痛（消化管の神経に炎症を起こす）を呈することもあるが，水疱が出ないこともあり診断に難渋する．そんな場合は唾液の帯状疱疹ウイルスDNAを検査するといい（Clin Infect Dis, 61：536-544, 2015）．診断難しそう…．帯状疱疹と巨細胞血管炎の関連も示唆する報告がある（Neuroophthalmology, 43：159-170, 2019）．

頑固な痛み，神経痛様の痛み（焼けるような，刺すような）を，特に半側に呈する場合は，帯状疱疹を鑑別にあげるようにすると切れ味のある臨床家になれるかもね．

帯状疱疹はなるべく早期（72時間以内）に抗ウイルス薬で治療した方が，帯状疱疹後神経痛になりにくい．血管炎の場合はステロイドを必ず抗ウイルス薬と一緒に使うと，効果が期待できる．

帯状疱疹後最低90日以上持続する神経痛が残ったものを帯状疱疹後神経痛と定義する．痛みは弱いものから激烈なものまで幅が広く，高齢者ほど出現しやすい．zoster sine herpeteは，どうしても治療が遅れる傾向にあり，帯状疱疹後神経痛が残りやすくなる．神経は本来再生能力の低い組織であり，いったん損傷してしまうともとに戻すのはなかなか至難の業なので，治療に難渋する例が多い．あの手この手を使って治療をするものの，決定打に欠けるというのが正直なところで，なんとも臨床家泣かせの病気なんだよねぇ…トホホ（表1）．痛みはなかなかとれないため，麻薬は推奨されない．

**表1　帯状疱疹後神経痛の治療**

| | | |
|---|---|---|
| 内服薬 | ガバペンチン | 第1選択薬．1回300～600 mg 1日1回（眠前）からはじめ，300 mgずつ徐々に増量（最大1回1,200 mg 1日3回）やめるときは1週間かけて徐々に減薬を．なるべく早期に開始し，ほかの鎮痛薬と併用する |
| | プレガバリン | 1回150 mg 1日1回．やめるときは1週間かけて徐々に減薬を<br>腎機能に合わせて減量しよう |
| | その他 | カルバマゼピン：ガバペンチンが無効のとき<br>フェニトイン：リンパ腫の患者には使用不可 |
| | アミトリプチリン | 1回10～25 mg 1日1回から徐々に増量（1回150 mg 1日1回まで）　睡眠を助ける |
| 神経ブロック注射 | | 積極的に神経ブロックを行う |
| 外用薬 | | カプサイシンクリーム（余計痛くなることも…），リドカインクリーム |
| その他 | | 経皮電気刺激：エビデンスは低い |

## 患者L　75歳　女性　　巨細胞性動脈炎

全身倦怠と頭痛を主訴に患者Lが来院した．髪の毛を櫛でとくと痛いという．ここしばらく肩こりもつらく，朝は首が回らず，マッサージに行っても治らない．食も細くなって，食べていると疲れてくるらしい．体重も減ってきたという．

研修医Sが診察し，大後頭神経痛を疑ったが，採血ではCRPが上昇していた．

「そういえば，目もかすむようになったんです」…ゲゲェ．

研修医S

**「いやぁ指導医のH先生に診てもらったんですが，本当に左の側頭動脈の拍動を触れなくて，皮膚が少し腫れてるんですよ．巨細胞性動脈炎を疑って生検するんですかと聞いたら，そんな暇あるかと言われて，すぐにプレドニゾロンで治療開始したんですよ．なんか，格好いいですよねぇ」**

## 巨細胞性動脈炎とリウマチ性多発筋痛症

50歳以上の年配の女性が側頭部痛を訴え，側頭動脈がコリコリしていたら巨細胞性動脈炎を疑うのは難しくない．昔は側頭動脈炎と呼ばれていた疾患だ．失明しないように確定診断を待たずに治療するのがポイントとなる．プレドニゾロンをどかんと投与しても，側頭動脈の生検結果はそんなに変わらないのだ．欧米では巨細胞動脈炎の約40～50％にリウマチ性多発筋痛症（polymyalgia rheumatica：以下PMR）を合併する．

### 1）案外診断が難しいPMR

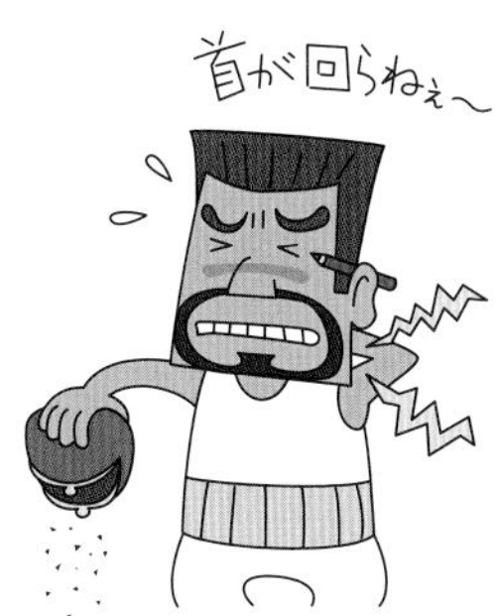


筋痛症というくせに，CPKなどの筋酵素は上昇せず，**本当の病態は滑液包炎である**．これって命名ミスなんじゃない？ 多くは両側性で肩痛はほぼ必発で，頸部痛や骨盤周囲痛は50～90％で認める．関節炎はまず起こらず，筋力も正常だ．**肩や上肢の症状がなく，大腿や骨盤周囲，腰痛から発症するとなんとも診断が難しい**．50歳以上の高齢者で，急性～亜急性に発症するというが，**多くは発症日がはっきり言えるくらい急性のことが多い**．朝のこわばりが強く（＞45分），可動域が制限されるためベッドからなかなか起き上がれない．首を回せないため，頸椎偽痛風（後述）との鑑別も必要になる．「首が回らねぇ～」と言ったら，借金じゃなくPMRも考えよう．

赤沈亢進やCRP上昇は90％に認めるが，必ずしも同時に上昇するとは限らない．赤沈が100 mm/時を超える場合は，表2の鑑別が必要となる．

**表2　赤沈＞100 mm/時の鑑別診断**

| | |
|---|---|
| ① 結核 | ② 悪性腫瘍（多発性骨髄腫） |
| ③ PMR，巨細胞性動脈炎 | ④ 血管炎症候群 |
| ⑤ 化膿性骨髄炎，感染性心内膜炎 | ⑥ 亜急性甲状腺炎 |

PMRは不明熱の原因として総合診療科では比較的よく見かける．全身倦怠，微熱，食欲低下・体重減少，抑うつなどの多彩な症状が発症早期からみられる．がんの除外も必須だ．

PMRの10～20％に巨細胞性動脈炎を合併するから，なんとしても失明を避けるように早期発見と早期治療を心掛けなければならない．PMRの発生頻度は巨細胞性動脈炎の3～10倍多い．PMRに特異的な検査所見はなく，あくまで除外診断である．38℃を超える高熱はPMR単独では稀で，巨細胞性動脈炎を合併すると高熱が出る．

超音波で滑液包炎を探すことで診断に近づく．三角筋下滑液包炎や二頭筋腱鞘炎，肩甲上腕関節滑膜炎，大腿骨転子部滑膜包炎を呈し，同部位に水の貯留を認める．両肩の三角筋下滑液包の水分貯留の感度は59％，特異度は57％程度しかないけどね（Ann Rheum Dis, 71：484-492, 2012）．プレドニゾロン少量（＜20 mg/日）が劇的に効くので診断的治療がなされることもある．効かなかったら診断が違うか，巨細胞性動脈炎を合併しているかを考慮しよう．

### 2）巨細胞性動脈炎

大型・中型の動脈に巨細胞を伴う肉芽腫性動脈炎をきたす病態．基本50歳以上（70～80歳に最も多い）の女性に多い病気だ（男女比＝1：2～3）．若い人ならむしろ高安病を考えないといけない．

側頭部痛を訴えることが多い（側頭動脈）が，頭頂部や後頭部痛（後頭動脈）のこともある．「帽子をかぶるとこめかみが痛い」や「櫛でとくと痛い」などと訴えることもある．頭痛がない症例もありうる．側頭動脈の皮膚が少し腫脹しており，拍動が触れなくなると特徴的といえる．

最も怖い合併症は視力障害であり，30～60％に伴う（BMJ, 365：l1964, 2019）．視力障害は必ず両側聞くべし．20～50％は両側の視力障害をきたしている．

ものを噛んでいると顎がだるくて痛くなるという間欠性顎跛行（intermittent jaw claudication）は虚血合併症のハイリスク所見で，巨細胞性動脈炎に特異的だ．このほか，稀ながら2～4％に舌跛行を認め，10～20％に大動脈瘤を合併する．

全身症状（全身倦怠感，体重減少，食欲低下，冷や汗，発熱など）を呈するため，必ず悪性腫瘍や感染も除外が必要になる．10％に高熱を伴うので，不明熱の鑑別に巨細胞性動脈炎を常に考えよう．稀に咳嗽を伴う場合があるため，呼吸器感染症を疑いながら決定打に欠ける場合も巨細胞性動脈炎を鑑別にあげるようにしたい．

**側頭動脈および腋窩動脈の超音波も行い，圧迫してもつぶれない血管の壁肥厚（halo sign）**を確認する癖をつけておこう（＋LR 19，－LR0.2．RMD Open, 4：e000612, 2018）．特異度は90～100％となる〔Rheumatology（Oxford）, 57：ii22-ii31, 2018〕．ただし，巨細胞性動脈炎以外の疾患（好酸球性多発血管炎性肉芽腫症など）でも血管の肥厚をきたすことがあるので，注意されたい．

とにかく失明を避けるために，巨細胞性動脈炎を疑い視力異常があったら早期にプレドニゾロン（40～60 mg/日）を症状が治まるまで最低3～4週間投与し，その後漸減していく．

側頭動脈生検が確定診断のgold standardだが，病変がとびとび（数珠状：skip lesion）にあるため，なるべく長く（3～5 cmほど）とるべし．生検よりステロイド治療が最優先とはいえ，治療開始3日以内に生検した方がいい．ステロイド治療3日以内の生検で感度48％であるのに対し，治療7日以上経過後の生検では感度が33％と下がる．一方ステロイド治療の有無で生検感度は変わらないという報告もある（RMD Open, 5：e001003, 2019）．

**巨細胞性動脈炎を見逃すな！**

- 巨細胞性動脈炎の頭痛は側頭部痛，後頭部痛，頭頂部痛を訴える
- 巨細胞性動脈炎は失明を避けるため，診断（生検）より治療が先！
- 超音波で側頭動脈，腋窩動脈のhalo signを探せ
- 視力障害，顎跛行を見逃さない

## 患者M　80歳　男性　　頸椎偽痛風

患者Mが頭痛と項部硬直，発熱があり，髄膜炎疑いということで近医より紹介されてきた．研修医Sが診察し，血相を変えて上級医Hにコンサルトしてきた．

研修医S「こんなに首が固いなんて，はじめて経験しました．CRPもすごく高いですし，腰椎穿刺の準備をします！」

上級医Hが話しかけると，患者Mは首と上半身が一体化した状態で振り返った．

患者M「いやぁ，まいりました．髄膜炎って死ぬんですかぁ．もうビックリしてしまって」

やや笑顔が出ている患者M．なんとも重症感がない…まるでジャミラのような動きだ….

上級医H

**「こんな元気な髄膜炎はないよ．項部硬直じゃなくて，首の回旋すら痛がってガチガチじゃないか．早くCT撮らないと．あ，頸椎のね」**

## 案外多い，頸椎の偽痛風

尿酸結晶はまるで針のようで，そんなものが関節に貯まる痛風は正に“風が吹いても痛い”と比喩されるところから命名された．一方，偽痛風は，ピロリン酸カルシウムが関節（膝関節，足関節，手関節，肩関節など）に蓄積する場合や，ハイドロキシアパタイトが関節周囲の軟部組織や腱に蓄積する場合がある．偽痛風は高齢者（>60歳）に多く，昨今の超高齢社会を反映して，不明熱の鑑別にもあげておきたい．もし若年者に偽痛風が出たら，低ALP血症，副甲状腺機能亢進症，ヘモクロマトーシス，低マグネシウム血症などを考慮しないといけない．偽痛風の25％は急性の発症になるので，感染症と間違われやすい．

そもそも髄膜炎は髄膜刺激症状があり，項部硬直は髄膜が引っ張られることで首の前屈ができない病態．一方，首の回旋はゆっくりなら問題なくできるはず．だって髄膜を引っ張ってはいないもの．しかしながら首の回旋すら痛くて微動だにできないというのは，頸椎の炎症のせいで動かせないということだ．ジャミラ（ウルトラマンに出てくる怪獣．トレーナーを頭からかぶれば，同じような動きができるよ♪ 服が伸びるから親にはよく怒られたもんだけどね）のように，首と上体が1つの平面になって動く感じになるので，慣れると初見で診断できるようになる．ジャミラサインって言っても誰もわかんないだろう

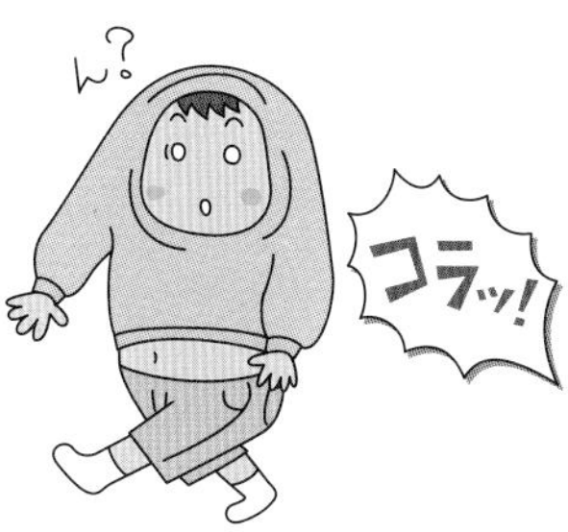

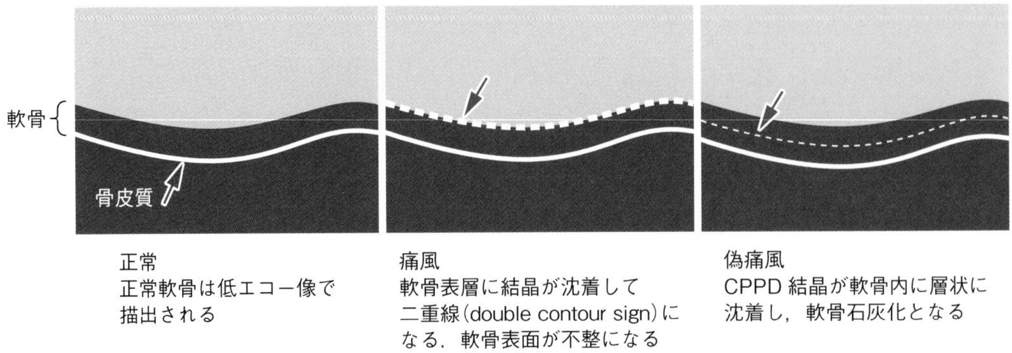

軟骨
骨皮質
正常
正常軟骨は低エコー像で
描出される
痛風
軟骨表層に結晶が沈着して
二重線(double contour sign)に
なる．軟骨表面が不整になる
偽痛風
CPPD 結晶が軟骨内に層状に
沈着し，軟骨石灰化となる


**図1　骨軟骨の超音波所見**

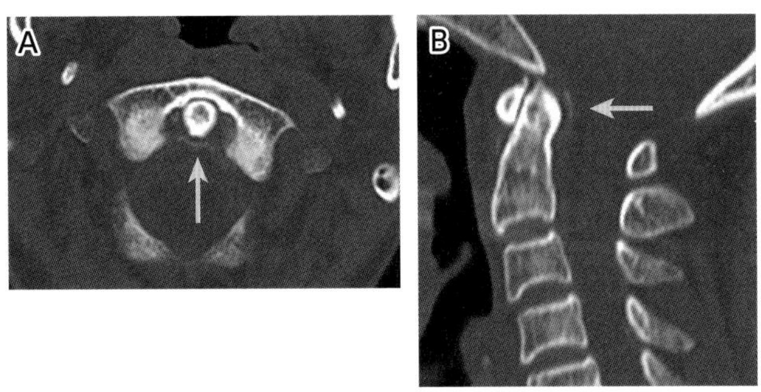


**図2　crowned dens syndromeのCT**
A）軸位断像，B）矢状断像．

なぁ…．「首が回らねぇ〜」と言ったら，借金じゃなく頸椎偽痛風も考えよう．

ちなみに超音波では痛風（double contour sign）や偽痛風（軟骨の中層に石灰化）を見分けることができる（図1）．膝や肩，指関節などの表層の関節で調べよう．もちろん頸椎偽痛風は超音波では見えないよ．

### 1）crowned dens syndrome：環軸椎偽痛風　首が回らないジャミラ

ピロリン酸カルシウム（calcium pyrophosphate dihydrate：CPPD）が歯突起周囲に蓄積して炎症をきたす病態．**首の回旋が一番痛く**，屈曲もすべて激痛が走る高齢者（＞60歳）に多い疾患だ．

頸椎CTで歯突起周囲の十字靭帯に石灰化（図2➡）を認めるが，症例によっては石灰化が非常に薄い場合があり，CTを見ながらマウスを動かして濃淡を微妙に動かして調節しないと石灰化が見えてこないことがある．2019年春の第113回 医師国家試験でもこの疾患が出ているので，結構みんな知っていないといけない疾患に格上げされたんだよね．

#### 2）石灰沈着性頸長筋腱炎：longus colli tendinitis　のども痛いジャミラ

これはむしろ頸椎の前面の頸長筋腱に結晶沈着し炎症をきたすため，**のどが痛い**という．ジャミラサイン？ 首と上半身を1つの面で動かしつつ，**特に後屈が痛く**，咽頭痛，嚥下時痛を訴えたらこの疾患を疑う．頸椎前面の軟部組織の腫脹を認める．咽後膿瘍や破傷風との鑑別を要する（J Emerg Med, 52：358-360, 2017）．CTでは矢状断を再構築して読影した方がわかりやすい（図3→）．高熱でのどが痛いと言っても，首をまるで動かさないときはこの疾患を疑うべし．

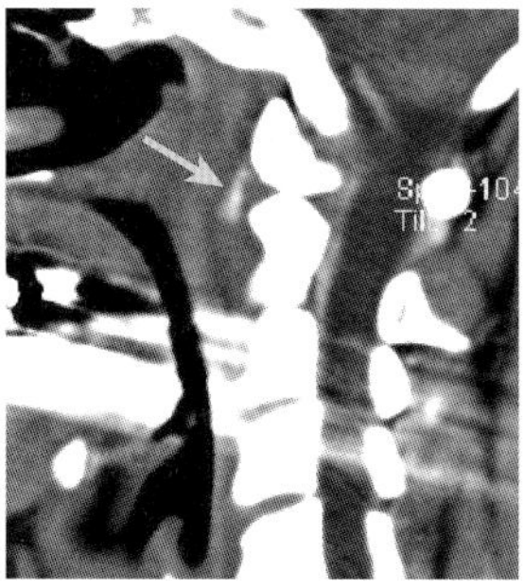

**図3　石灰沈着性頸長筋腱炎のCT**
再構築矢状断像．

## 患者N　40歳　男性　　性行為頭痛

40歳の男性Nが頭痛を主訴に総合診療科外来を受診してきた．ここ半年ほど頭痛があり，何度か医療機関を受診したが，薬も効かず，CTも異常がなかったという．

詳細な病歴を聞くと，性行為で射精したときに激しい頭痛を覚えるため，こわくて性行為ができないとのことだった．

外来担当医H

「恥ずかしいのかなかなか言わなかったのですが，射精時に痛くなるなんてとてもかわいそうです．何とかしてあげないと…」

## 性行為頭痛：Sexual headache

一次性頭痛もさまざまなものがあるが，その1つの性行為頭痛（性行為に伴う一次性頭痛：primary headache associated with sexual activity）はプライベートな空間で発症するので患者さんはなかなか本当のことを言わないことがある．古今東西「腹上死」という言葉があるくらいだから，性行為中の頭痛はくも膜下出血などの二次性頭痛のリスクが高く，CTなど画像診断は必須となる．性行為に関連してくり返す雷鳴様頭痛として，RCVS（可逆性脳血管攣縮症候群）は鑑別しておきたい〔第192回（2019年11月号）も参照〕．しかしながら一次性頭痛としての性行為頭痛は良性疾患であり予後はいいので，患者さんに安心するよう説明をしてあげるのは大事だ．

性行為頭痛は三叉神経の過敏性と筋収縮が関連している．中年の高血圧や肥満をもつ人に多く，男性の方が多い．昔は3つのtypeに分けられたが（Type1 オーガズム前の頭痛，Type2 オーガズム時の頭痛，Type3 オーガズム後，起立性頭痛），最近の分類ではType1も2もひとまとめにされ，Type3は低髄液圧頭痛に分類されるようになった．オーガズム前や射精前に起こる頭痛は中等度の鈍痛で持続は短いことが多く，オーガズムや射精時に発症する場合はドッカーンと激しい雷鳴様頭痛となることが多い．射精のたびに激痛があるなんてかわいそう．両側頭痛が67％，びまん性で後頭部痛が76％となる．

いつものパートナーとの性行為で起こることが多く（94％），自慰行為で発症するのが35％

**表3　その他の頭痛**

| | |
|---|---|
| Charlin症候群（シャルラン症候群） | 鼻毛様体神経節痛．目の奥の痛みに加え，とにかく鼻水が大量に出て，結膜も充血する．よだれはあまり出ない．すぐに痛みがピークに達し，45～60分で治ってくる病態．群発頭痛に似るが，アルコールはトリガーにならず，臭い刺激が誘因になる．ガバペンチンやカルバマゼピンが使用される |
| Eagle症候群 | 茎状突起が長すぎて舌咽神経や内頸動脈が圧迫され，激痛をきたす．顎やのどに骨が刺さったと訴える．これは報告したEagle先生の名前に由来していて，鷲とは無関係だよ |
| アイスピック頭痛 | 三叉神経第一枝領域に刺されるような頭痛が数秒起きる．二次性頭痛の除外が必要．インドメタシンが著効する |
| 中間神経痛 | 非常に稀な，耳を中心にした顔面神経の激痛．数秒～2分の片側の電撃痛で，飲み込みや耳・外耳道の刺激，患側を下にして寝たときなどがトリガーになる |
| burning mouth syndrome，red ear syndrome，非定型歯痛，斜台脊索腫，棘突起間滑液包炎，一次性穿刺様頭痛，一過性表在頭痛など知らない頭痛が世の中にはいっぱいある | |

ある．その他労作性頭痛の合併を29％に，緊張型頭痛の合併を45％に認める（Neurology, 61：796-800, 2003）．

治療としてはインドメタシン（25～50 mg/日）やトリプタン製剤が有効で，予防としてはプロプラノロール（40～200 mg/日）が有効な場合がある．性行為前にインドメタシンを内服しても予防になるという．

**研修医S**

**「頭痛って奥が深いですねぇ…この前Charlin syndromeやEagle syndromeっていうのも聞いたんですけど…」**

さすがにキリがないので，成書で勉強しておくれ．頭痛ってたくさんあって，それこそ頭痛をきたしそうだけど，おもしろいよねぇ（**表3**）．

***Check！* 文献**


1) Saguil A, et al：Herpes Zoster and Postherpetic Neuralgia：Prevention and Management. Am Fam Physician, 96：656-663, 2017（PMID：29431387）

↑**必読文献**．水疱が出現して72時間以内に抗ウイルス薬で治療するのが帯状疱疹の理想だ．帯状疱疹後神経痛は5人に1人発症してしまう．

2) Kennedy PGE & Gershon AA：Clinical Features of Varicella-Zoster Virus Infection. Viruses, 10：pii：E609, 2018（PMID：30400213）

↑**必読文献**．帯状疱疹の深淵なる症状を詳説．水疱がなくても診断できるようになろう．

3) Gilden D, et al：Neurological disease produced by varicella zoster virus reactivation without rash. Curr Top Microbiol Immunol, 342：243-253, 2010（PMID：20186614）

↑zoster sine herpeteの神経合併症を解説．そんなに珍しいものではないらしい．マジけっ！

4) Cutrer FM & DeLange J：Cough, exercise, and sex headaches. Neurol Clin, 32：433-450, 2014（PMID：24703538）

↑たかが一次性頭痛というなかれ．咳嗽頭痛だって，Arnold-Chiari奇形I型（小脳や脳幹の脊柱管への陥入）や低髄液圧症候群，髄膜炎，硬膜下血腫などが原因のことがあるので二次性頭痛を見逃さないようにしたい．

5) González-Quintanilla V & Pascual J：Other Primary Headaches：An Update. Neurol Clin, 37：871-891, 2019（PMID：31563237）

↑その他の一次性頭痛の総説．一次性咳嗽性頭痛，一過性表在頭痛（epicrania fugax），労作性頭痛，睡眠時頭痛，新規発症持続性連日性頭痛，貨幣状頭痛，一次性穿刺様頭痛，一次性雷鳴様頭痛などさまざまな一次性頭痛があり，1回くらい読んでおかないとなかなか診断がつかないよ．

6) Weyand CM & Goronzy JJ：Clinical practice. Giant-cell arteritis and polymyalgia rheumatica. N Engl J Med, 371：50-57, 2014（PMID：24988557）

↑**必読文献**．さすがNEJMの総説．詳しすぎて… Zzzzz.

7) González-Gay MA, et al：Polymyalgia rheumatica. Lancet, 390：1700-1712, 2017（PMID：28774422）

↑**必読文献**．PMRの全体像をうまくまとめてある．

8) Buttgereit F, et al：Polymyalgia Rheumatica and Giant Cell Arteritis：A Systematic Review. JAMA, 315：2442-2458, 2016（PMID：27299619）

↑**必読文献**．PMRと巨細胞性動脈炎の診断と治療のgood review.

9) Schmidt WA：Ultrasound in the diagnosis and management of giant cell arteritis. Rheumatology（Oxford）, 57：ii22-ii31, 2018（PMID：29982780）

↑巨細胞性動脈炎の超音波所見について解説．圧迫してもつぶれない血管で，同心円状に壁肥厚がみられ，カラードプラでhalo signを呈する．

10) Lazarewicz K & Watson P：Giant cell arteritis. BMJ, 365：l1964, 2019（PMID：31147398）

↑巨細胞性動脈炎のreview．すっきりまとまっていて読みやすい．

11) Rosenthal AK& Ryan LM：Calcium Pyrophosphate Deposition Disease. N Engl J Med, 374：2575-2584, 2016（PMID：27355536）

↑CPPDの総説．NSAIDsが著効する高齢者の疾患．

12) Omoumi P, et al：Imaging in Gout and Other Crystal-Related Arthropathies. Rheum Dis Clin North Am, 42：621-644, 2016（PMID：27742018）

↑結晶沈着性疾患の画像診断の総説．なかなか深い．さまざまな画像で攻略しよう．

13) Thiele RG & Schlesinger N：Diagnosis of gout by ultrasound. Rheumatology（Oxford）, 46：1116-1121, 2007（PMID：17468505）

↑痛風や偽痛風の超音波所見のランドマーク文献．

14) McQueen FM, et al：Imaging in the crystal arthropathies. Rheum Dis Clin North Am, 40：231-249, 2014（PMID：24703345）

↑痛風，偽痛風のX線，CT，MRI，超音波について詳説．次回外来で思わず関節の画像診断をしたくなるかも．

15)「Atlas of Uncommon Pain Syndromes, 4th Edition」(Waldman SD), Elsevier, 2019
↑なかなか臨床では珍しい，疼痛疾患を網羅的に挿し絵を多くして解説している1冊．困ったときに横に置いておくと安心．

## No way！アソー！モジモジ君の言い訳

～そんな言い訳聞き苦しいよ！
No more excuse！No way！アソー（Ass hole）！

**×「焼けるような痛みって言うんですが，CTもMRIも問題なく…」**
→zoster sine herpeteかもしれない．神経痛らしい場合は水疱が出ない帯状疱疹も疑おう．

**×「髪をとくと頭が痛いっていうんですが，片頭痛のアロディニアにしては高齢かと思いまして」**
→高齢女性のわけのわからない頭痛は必ず巨細胞性動脈炎を疑うべし．ホラ，側頭動脈の拍動が触れないでしょ．視力障害もすぐに調べよう．

**×「髄膜炎というわりには元気そうなんですけど」**
→こんな元気な髄膜炎なんてないでしょう．この回旋がすごく痛いのはcrowned dens syndromeの特徴的な所見だよね．

**×「性行為のときに激しい頭痛がしたっていうんですが，CTではくも膜下出血がないので帰していいですか？」**
→RCVSの可能性も考えて精査せよ．二次性頭痛を必ず除外してはじめて性行為頭痛と診断していいけどね．

**林　寛之（Hiroyuki Hayashi）：福井大学医学部附属病院救急科・総合診療部**

新型コロナ騒動で世の中一気にざわめき立った．マスクの品切れや消毒薬の品切れなど，もう少し冷静に対応できないものかねぇ．若者の死亡率は低いから，研修医たちは振り回されないようにね．それにしても疾患定義が狭すぎて，本格的に封じ込めたいのか疑問だなぁ．疾患定義に縛られて役所的発想で動くのはもっとダメチンだけどね．自頭を鍛えよう，若者達よ．

1986　自治医科大学卒業
1991　トロント総合病院救急部臨床研修
1993　福井県医務薬務課所属　僻地医療
1997　福井県立病院ER
2011　現職

日本救急医学会専門医・指導医
日本プライマリ・ケア連合学会認定指導医
日本外傷学会専門医
Licentiate of Medical Council of Canada

★後期研修医大募集中！ 気軽に見学にどうぞ！ Facebook⇒福井大学救急部・総合診療部

# 対岸の火事　他山の石
## 研修医が知って得する日常診療のツボ

中島 伸

他人の失敗を「対岸の火事」と笑い飛ばすもよし，「他山の石」と教訓にするのもよし．研修医時代は言うに及ばず，現在も臨床現場で悪戦苦闘している筆者が，自らの経験に基づいた日常診療のツボを語ります．

その223

## 突如発生，想定外

### 突然の医療相談電話

突然，親戚から医療相談の電話がかかってくることは，読者の皆様にもよくあることかと思います．以前，私が経験したのはかなり切羽詰まったものでした．事の発端は，ある休日の自宅にかかってきた1本の電話です．

親 戚「あのねえ，伸さん．A子ちゃんがしゃべれんようになってもたんよ．どうしたらええんかね？」
中 島「ええっ，それは大変なことですよ．たしかA子ちゃんは独り暮らしでしたね」
親 戚「そうなんよ」
中 島「じゃあ，僕が電話してみましょう」

A子ちゃんというのは私の従姉で，2年ほど前に癌が発覚して以来，入退院をくり返しながら闘病を続けています．症状からすると脳卒中かもしれません．とにかく状況を確認すべく遠い田舎に電話しました．

中 島「もしもし，A子ちゃん？ しゃべれなくなったって叔母さんから聞いたんだけど」
従 姉「そうなんよ．電話でしゃべっていたら急に言葉が出なくなってきて」
中 島「手足は普通に動くわけ？」
従 姉「うん．手も足も特に動きにくいとか…，うー…ああああ…」
中 島「なにそれ！ ひょっとして言葉が出てこないの？」
従 姉「んんん，あー」
中 島「ダメだ，こりゃ．何とかするから，そのまま家にいてちょうだい」

一過性のようではありますが，ともかく運動性失語症を思わせる症状です．癌の影響でしょうか，もしかして脳に転移したのかも？ 原因は何であれ，直ちに医療機関を受診しなくてはなりません．ということで彼女の癌治療をしてもらっている病院に電話しました．生憎，休日のため主治医はおらず，当直医につないでもらいました．ここから田舎の現実についていろいろと学ばされることになります．

中 島「癌でそちらに通院中の○田A子ですけど，急に言葉が出なくなったんでご対応いただけないでしょうか？」
当直医「とりあえず近所の救急病院に運んでください」
中 島「でも，オタクにかかっているんですけど」
当直医「○田さんはB市在住ですよね．うちの病院のあるC市まで救急車でも1時間以上かかりますよ」
中 島「えええっ！ ホンマかいな」

**教訓：かかりつけ病院まで救急車でも1時間以上かかることは，田舎なら普通である．**

### 救急車を遠隔手配

確かに当直医の言うとおり，従姉を診てもらうのは近くの救急病院がよさそうです．でも，しゃべれない本人に代わってどうやって救急車を手配すればいいのでしょうか．ネットで調べると，同じような立場におかれた人が自分の地元の119番に相談したという経験談が載っています．よくわからないままに私も119番に電話してみました．

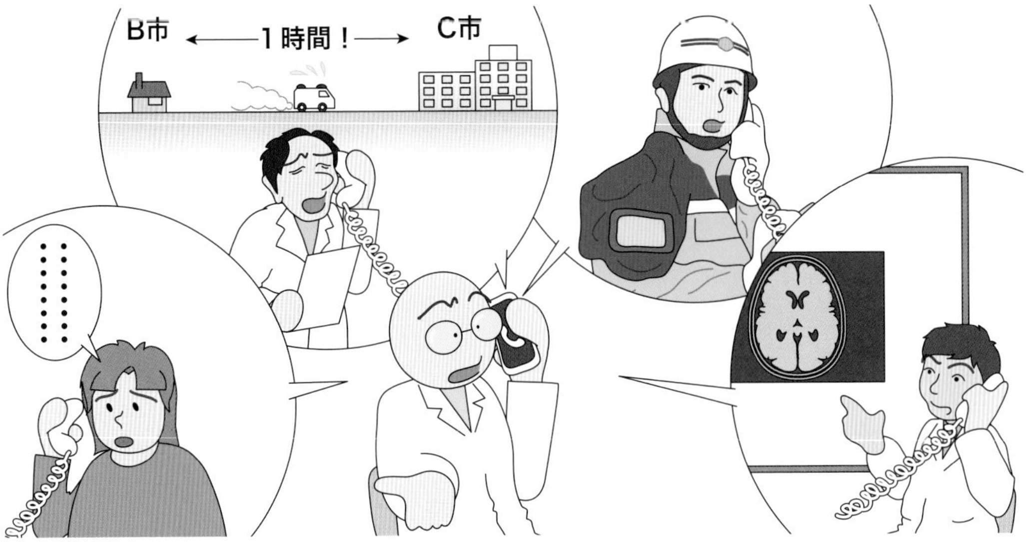


119番「火事ですか，救急ですか？」
中島「救急です」
119番「救急車を向かわせますんで，住所をどうぞ」
中島「いやいや，B市の親戚が倒れたので，そこの119番にかけたいのですが，電話番号はわかりますでしょうか？」
119番「B市と言うのは…」
中島「B市ですよ」
119番「何県になりますか？」
中島「失礼しました．D県のB市です」
119番「ええっと，xxx-xx-xxxxでB市の消防指令室につながります」
中島「ありがとうございます．助かりました！」

**教訓：田舎の住所を説明しようと思ったら，**
**頭に都道府県名をつけなくては通じない．**

ということで，B市の消防指令室に電話です．このあたりからは自分も徐々に仕事モードになってきました．事情を説明し，手短に従姉の症状，住所，電話番号，私の携帯電話番号を伝えます．しばらくして，A子ちゃんの家に到着した救急隊から私の携帯電話に連絡がありました．

救急隊「意識清明で四肢の麻痺はないんですけど」
中島「しゃべっている途中で言葉が出なくなるんですよね」
救急隊「そうなんですよ．構音障害でもなさそうです」
中島「僕が電話でしゃべったときには運動性失語症のようでした」
救急隊「確かにそんな感じです」
中島「かかっている病院まで遠いので，とりあえず近くに運んでいただけますか．今日の当番は県立E病院だったと思いますが」
救急隊「そうです．ではそちらに運びます」
中島「それと直接，状況を説明したいので，向こうのドクターに私の携帯電話の番号を伝えていただけますか？」
救急隊「わかりました！」
中島「ありがとうございます．よろしくお願いいたします」

**教訓：救急隊はよく訓練されている．**
**これからは救急救命士の授業を頼まれたら**
**爽やかに引き受けよう．**

## A子ちゃんの診断は？

待つこと約1時間．私の携帯電話が鳴りました．

担当医「県立E病院脳神経外科で当直のFです」
中 島「大阪医療センター脳神経外科の中島です」
担当医「おお，先生も脳外科でしたか！」
中 島「私や親戚が電話で話をしたときは運動性失語症みたいな症状が5回はありました．癌が脳に転移して痙攣発作を起こしたのではないかと思うのですが」
担当医「こちらに到着してからは全く神経症状がみられません．頭部CT，頭部MRIでも特に異常はみられないんですよね．拡散強調画像やFLAIRまで撮ったんですが，それでも異常なしです」
中 島「うぬぬ」
担当医「でも，搬入されたときには血糖値が300 mg/dLを超えていました」
中 島「ひょっとしてそれが原因かな」
担当医「どのように対処しましょうか？」
中 島「とりあえず経過観察入院は可能でしょうか」
担当医「じゃあ，そのようにいたします」

**教訓：専門が同じだと話が早い．**

後で考えてみるに，単純部分発作か一過性脳虚血発作だったのかもしれません．意識を消失することはないものの，発作による一時的な神経症状をくり返すのであれば，どちらも可能性はあります．調べてみると，一過性に言葉が出なくなる片頭痛というのもありましたが，もっと持続時間が長いようです．頭部MRIで異常がなかったことからすると，これら3つのなかで可能性が高いのは単純部分発作のように思います．あくまでも推測にすぎませんが．

**教訓：くり返す一過性の局所神経症状で**
**とりあえず想起すべきは，単純部分発作**
**もしくは一過性脳虚血発作だ．**

A子ちゃんですが，入院後に1回か2回ほど同様の症状が出たものの，その後は幸いなことに何事もなく無事に退院したということです．退院後に様子を見に行った叔母によれば，以前よりむしろ元気なくらいで，あのときは全くどうなるかと思った，と何度もお礼を言われました．

いきなり非日常の状況に放り込まれた形ではありましたが，何とか医師ならではの対応ができたかと思います．読者の皆様も思いがけない形で身内や友人・知人に頼られることがあるかもしれませんが，もっている知識を総動員して立ち向かうべきかと思います．

緊急事態を乗り越えたところで最後に1句

**想定外　突如発生　驚くも**
**仕事モードで　何とか対処**

中島　伸
（国立病院機構大阪医療センター脳神経外科・総合診療科）
**著者自己紹介**：1984年大阪大学卒業．
脳神経外科・総合診療科のほかに麻酔科，放射線科，救急などを経験しました．

書評 BOOK REVIEW

# CT読影レポート、この画像どう書く？

## 解剖・所見の基礎知識と、よくみる疾患のレポート記載例

著／小黒草太
定価（本体3,800円＋税），A5判，238頁，羊土社

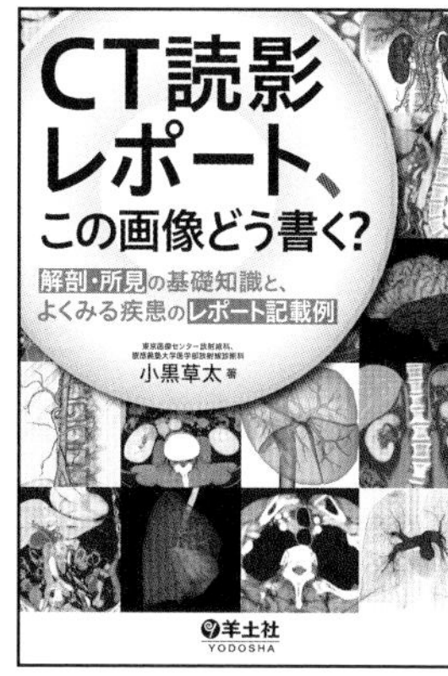


**◆ 画像診断をしたい！と思っているすべての人にお勧め**

CT読影に関する研修医への教育は非常に大事であるが，しばしば，なおざりにされている．放射線科の読影担当医師が日常業務に忙殺されていることが原因の1つであろう．評者が勤務し，本書著者である小黒先生が執筆当時勤めていた国立病院機構東京医療センターは研修医に人気の病院で，教育には力を入れているが，教える時間が長くなってしまい業務との両立が難しい．そこで，研修医はさまざまな教科書を読んでレポートを書こうとするわけだが，なかなか適切な文章を書くことができない．なぜなら，従来の教科書では疾患と画像の解説はあっても，レポート記載までの丁寧な解説をしていないからである．単語のみ知っていても英語を話すことができないように，疾患概念のみ知っていてもレポートを書くことはできない．その点本書は，全身の臓器に関して解剖と異常所見を結びつけたレポートという形でまとまっており，所見を記載する際に大いに参考になるであろう．

本書は研修医に向けて書かれた本で，画像に関してカルテなどに記載する際に本書がとても参考になる．CTの基礎知識に始まり，頭部，胸腹骨盤部の臓器，リンパ節，血管について，CTレポートで頻繁に使用するものに絞って解剖や異常所見を具体的な画像やシェーマを用いてわかりやすく解説している．さらに，よく見る疾患の画像とレポート記載例が一緒に提示されてよくまとまっている．すべての章において知っておくべき基本的な内容が網羅されており，研修医のみならず放射線診断科以外の臨床医，放射線技師，医学生などにも有効なツールである．基本的ではあるがかなり細かい内容まで記載されており，放射線科医も一度は読んでおいて損はないだろう．また，多数の共著者による教科書と異なり，本書は単著であることから全体に均一で良質な内容となっている点が非常に良い．A5サイズのため白衣のポケットに収まり，サッと取り出してメモを書き込むと最良のMy教科書となるだろう．本書を読んで基本的で重要な部分が理解できてしまえば，さらに詳しい専門書を抵抗なく読み進むことができ，CT診断学を今までよりも楽に勉強できるようになるはずだ．CT初学者の最初の一歩に好適であり，画像診断をしたい！と思っているすべての人にお勧めな本である．

なお付録の静脈路確保の章は，駆血帯の巻き方，サーフロー針の進め方，接続方法に至るまで事細かに記載されており，この章だけでも一見の価値がある．当院ではこの内容を看護師，研修医に教育しており，以前よりもトラブルなく遂行されている．患者さんは静脈路確保がスムーズでないだけで病院に対して不満を感じてしまう．静脈路確保を行うすべての医療従事者に本章を一読しておくことをお勧めする．

（評者）**樋口順也（国立病院機構東京医療センター放射線科医長）**

## Book Information

# 研修医のための
# 外科の
# 診かた、動きかた

**写真と症例でイメージできる**
**診察から基本手技・手術、全身管理**

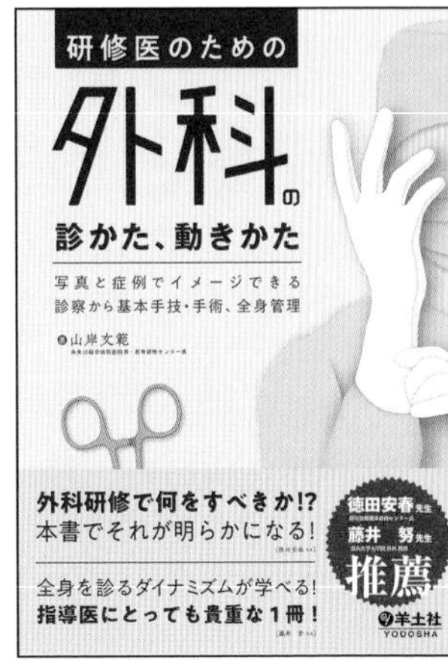



**著／山岸文範**
（糸魚川総合病院副院長・教育研修センター長）



□ 定価(本体 4,800円+税)　□ B5判
□ 359頁　□ ISBN978-4-7581-1852-1


外科研修で学んでほしいことのみ
超厳選して解説！
**研修前に必ず読んでおきたい１冊！**

**本書の構成**



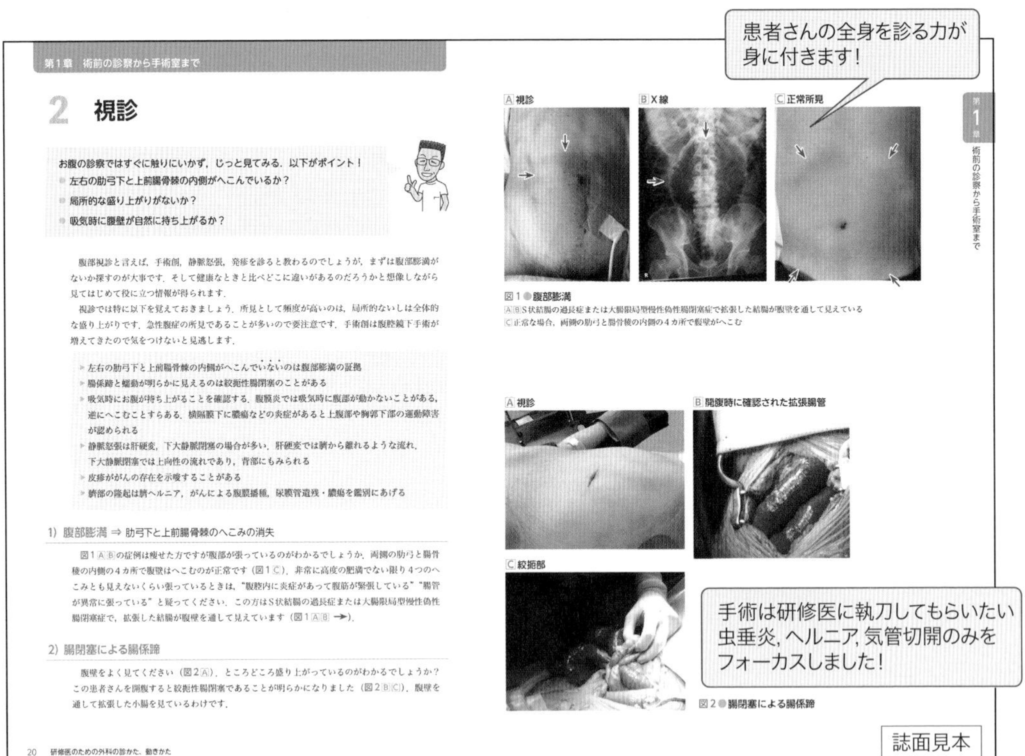


第1章　術前の診察から手術室まで

## 2　視診

お腹の診察ではすぐに触りにいかず，じっと見てみる．以下がポイント！
- 左右の肋弓下と上前腸骨棘の内側がへこんでいるか？
- 局所的な盛り上がりがないか？
- 吸気時に腹壁が自然に持ち上がるか？

腹部視診と言えば，手術創，静脈怒張，発疹を診ると教わるのでしょうが，まずは腹部膨満がないか探すのが大事です．そして健康なときと比べどこに違いがあるのだろうかと想像しながら見てはじめて役に立つ情報が得られます．

視診では特に以下を覚えておきましょう．所見として頻度が高いのは，局所的ないしは全体的な盛り上がりです．急性腹症の所見であることが多いので要注意です．手術創は腹腔鏡下手術が増えてきたので気をつけないと見逃します．

- 左右の肋弓下と上前腸骨棘の内側がへこんでいないのは腹部膨満の証拠
- 腸係蹄と蠕動が明らかに見えるのは絞扼性腸閉塞のことがある
- 吸気時にお腹が持ち上がることを確認する．腹膜炎では吸気時に腹部が動かないことがある，逆にへこむことすらある．横隔膜下に膿瘍などの炎症があると上腹部や胸郭下部の運動障害が認められる
- 静脈怒張は肝硬変，下大静脈閉塞の場合が多い．肝硬変では臍から離れるような流れ，下大静脈閉塞では上向性の流れであり，背部にもみられる
- 皮疹ががんの存在を示唆することがある
- 臍部の隆起は臍ヘルニア，がんによる腹膜播種，尿膜管遺残・膿瘍を鑑別にあげる

### 1）腹部膨満 ⇒ 肋弓下と上前腸骨棘のへこみの消失

図1Ⓐ Ⓑの症例は痩せた方ですが腹部が張っているのがわかるでしょうか．両側の肋弓と腸骨棱の内側の4カ所で腹壁はへこむのが正常です（図1Ⓒ）．非常に高度の肥満でない限り4つのへこみとも見えないくらい張っているときは，“腹腔内に炎症があって腹筋が緊張している”“腸管が異常に張っている”と疑ってください．この方はS状結腸の過長症または大腸限局型慢性偽性腸閉塞症で，拡張した結腸が腹壁を通して見えています（図1Ⓐ Ⓑ →）．

### 2）腸閉塞による腸係蹄

腹壁をよく見てください（図2Ⓐ）．ところどころ盛り上がっているのがわかるでしょうか？この患者さんを開腹すると絞扼性腸閉塞であることが明らかになりました（図2Ⓑ Ⓒ）．腹壁を通して拡張した小腸を見ているわけです．

Ⓐ 視診　Ⓑ X線　Ⓒ 正常所見

図1●腹部膨満
Ⓐ ⒷS状結腸の過長症または大腸限局型慢性偽性腸閉塞症で拡張した結腸が腹壁を通して見えている
Ⓒ 正常な場合，両側の肋弓と腸骨棱の内側の4カ所で腹壁がへこむ

Ⓐ 視診　Ⓑ 開腹時に確認された拡張腸管　Ⓒ 絞扼部

図2●腸閉塞による腸係蹄

第1章　術前の診察から手術室まで

20　研修医のための外科の診かた、動きかた

誌面見本


発行　羊土社 YODOSHA
〒101-0052　東京都千代田区神田小川町2-5-1　TEL 03(5282)1211　FAX 03(5282)1212
E-mail：eigyo@yodosha.co.jp
URL：www.yodosha.co.jp/


ご注文は最寄りの書店，または小社営業部まで

新生活のスタートに！

# レジデントノート＆研修医フェア
## 開催書店のお知らせ

ただいま，全国書店では春の研修医シーズンに合わせ**"研修医フェア"**を開催しております．
フェア期間中は羊土社書籍をはじめ研修医のみなさまの力になる書籍が勢ぞろいいたします．
ぜひ一度足をお運びください！

## フェア開催書店一覧

### ＜北海道・東北＞
| | | |
|---|---|---|
| 北海道 | 喜久屋書店　小樽店 | 5/31頃まで |
| 北海道 | 丸善　キャンパスショップ札幌医科大学店 | 4/30頃まで |
| 宮城 | 丸善　仙台アエル店 | 6/15頃まで |
| 福島 | 紀伊國屋書店　福島県立医科大学BC | 5/31頃まで |

### ＜東京＞
| | | |
|---|---|---|
| 東京 | 三省堂書店　池袋本店 | 3/31頃まで |
| 東京 | ジュンク堂書店　池袋本店 | 5/31頃まで |
| 東京 | ジュンク堂書店　吉祥寺店 | 5/31頃まで |
| 東京 | 丸善　お茶の水店 | 6/30頃まで |

### ＜関東＞
| | | |
|---|---|---|
| 神奈川 | ジュンク堂書店　藤沢店 | 5/31頃まで |
| 神奈川 | 有隣堂　本店医学書センター | 5/31頃まで |
| 神奈川 | 有隣堂　医学書センター北里大学病院店 | 6/30頃まで |
| 神奈川 | 有隣堂　横浜駅西口店医学書センター | 5/10頃まで |

### ＜甲信越・北陸＞
| | | |
|---|---|---|
| 新潟 | ジュンク堂書店　新潟店 | 5/30頃まで |
| 富山 | BOOKSなかだ　掛尾本店 | 5/31頃まで |
| 石川 | 金沢ビーンズ　明文堂書店 | 4/30頃まで |
| 福井 | 勝木書店　福井大学医学部売店 | 5/30頃まで |

### ＜東海＞
| | | |
|---|---|---|
| 静岡 | 戸田書店　静岡本店 | 4/30頃まで |
| 静岡 | MARUZEN＆ジュンク堂書店　新静岡店 | 4/30頃まで |
| 静岡 | 谷島屋　浜松医科大学売店 | 4/30頃まで |
| 愛知 | 三省堂書店　名古屋本店 | 5/30頃まで |

### ＜関西＞
| | | |
|---|---|---|
| 滋賀 | 大垣書店　フォレオ大津一里山店 | 5/31頃まで |
| 滋賀 | 喜久屋書店　草津店 | 5/20頃まで |
| 京都 | 神陵文庫　京都営業所 | 5/31頃まで |
| 京都 | 丸善　京都本店 | 5/31頃まで |
| 大阪 | 神陵文庫　大阪支店 | 5/31頃まで |
| 大阪 | 神陵文庫　大阪医科大学店 | 5/31頃まで |
| 大阪 | 神陵文庫　大阪大学医学部病院店 | 5/31頃まで |
| 兵庫 | 神陵文庫　本社 | 5/31頃まで |
| 和歌山 | 神陵文庫　和歌山営業所 | 5/31頃まで |

### ＜中国＞
| | | |
|---|---|---|
| 岡山 | 喜久屋書店　倉敷店 | 6/30頃まで |
| 岡山 | 神陵文庫　岡山営業営業所 | 5/31頃まで |
| 広島 | ジュンク堂書店　広島駅前店 | 4/30頃まで |
| 広島 | 神陵文庫　広島営業営業所 | 5/31頃まで |

### ＜四国＞
| | | |
|---|---|---|
| 愛媛 | 新丸三書店　愛媛大学医学部店 | 4/30頃まで |
| 高知 | 金高堂　医学部店 | 5/15頃まで |

### ＜九州・沖縄＞
| | | |
|---|---|---|
| 福岡 | 九州神陵文庫　本社 | 5/20頃まで |
| 福岡 | 九州神陵文庫　久留米大学店 | 5/20頃まで |
| 福岡 | 九州神陵文庫　福岡大学医学部店 | 5/20頃まで |
| 福岡 | 丸善　博多店 | 5/6頃まで |
| 佐賀 | 紀伊國屋書店　佐賀大学医学部ブックセンター | 6/30頃まで |
| 長崎 | 紀伊國屋書店　長崎店 | 5/31頃まで |
| 長崎 | メトロ書店　本店 | 4/30頃まで |
| 熊本 | 九州神陵文庫　熊本大学病院店 | 5/20頃まで |
| 大分 | 九州神陵文庫　大分営業所 | 5/10頃まで |
| 宮崎 | 未来屋書店　宮崎店 | 5/17頃まで |
| 鹿児島 | ジュンク堂書店　鹿児島店 | 5/15頃まで |
| 沖縄 | ジュンク堂書店　那覇店 | 5/31頃まで |

（2020年2月12日現在）
※お問い合わせは各書店までお願い申し上げます．
※書店名は地域・五十音順で表示しております．

レジデントノートホームページでは，研修医・指導医の方にオススメの書籍をご紹介しております．
また，日々の診療に役立つコンテンツも多数掲載しております．ぜひご活用ください！
**www.yodosha.co.jp/rnote/**

**2019年9月号**（Vol.21 No.9）

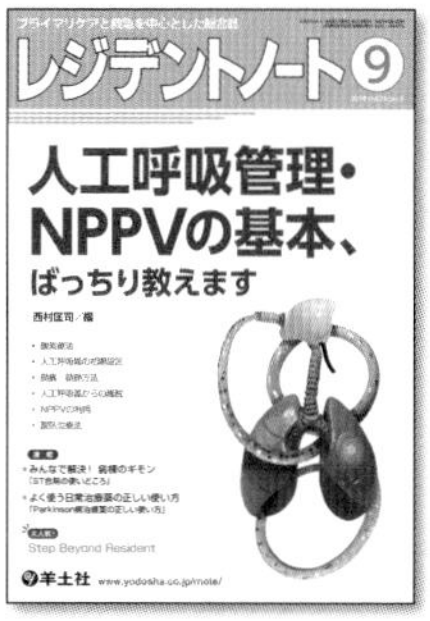


## 人工呼吸管理・NPPVの基本、ばっちり教えます

編集／西村匡司

**2019年8月号**（Vol.21 No.7）

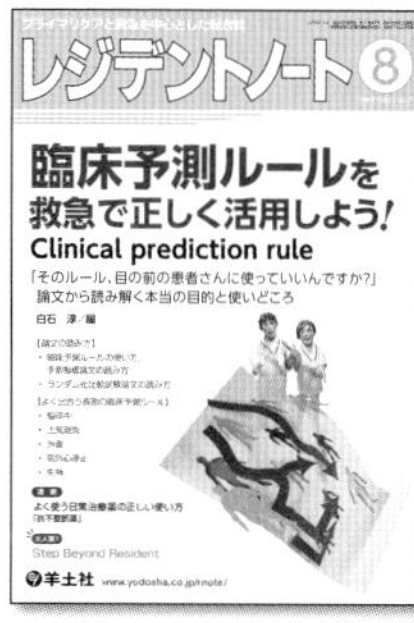


## 臨床予測ルールを救急で正しく活用しよう！ Clinical prediction rule

「そのルール、目の前の患者さんに使っていいんですか？」
論文から読み解く本当の目的と使いどころ

編集／白石　淳

**2019年7月号**（Vol.21 No.6）

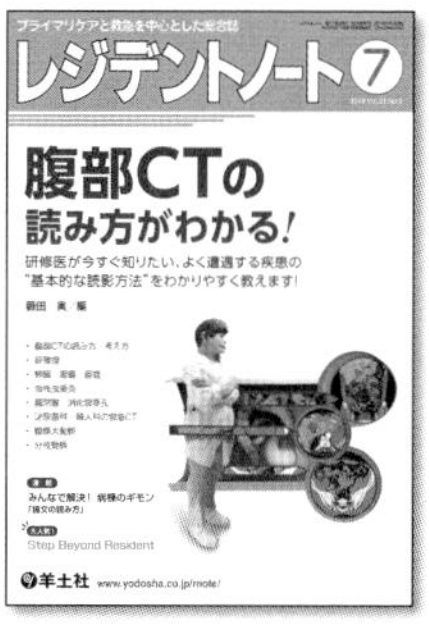


## 腹部CTの読み方がわかる！

研修医が今すぐ知りたい、よく遭遇する疾患の“基本的な読影方法”をわかりやすく教えます！

編集／藪田　実

**2019年6月号**（Vol.21 No.4）

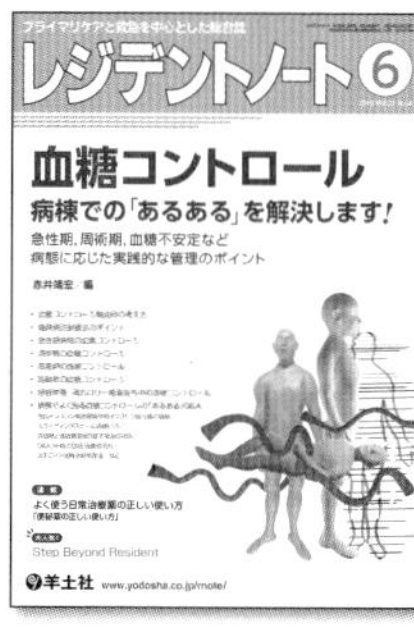


## 血糖コントロール 病棟での「あるある」を解決します！

急性期，周術期，血糖不安定など
病態に応じた実践的な管理のポイント

編集／赤井靖宏

**2019年5月号**（Vol.21 No.3）

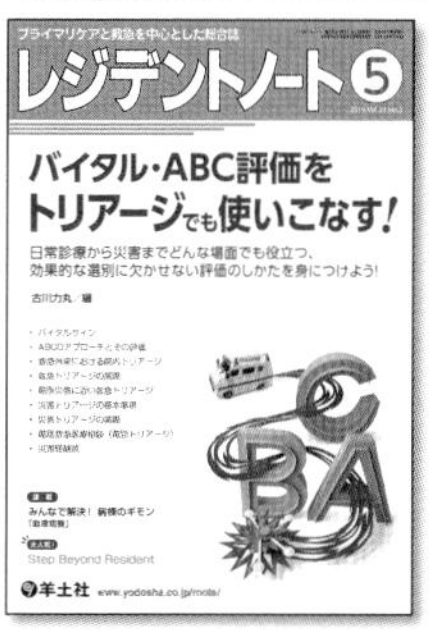


## バイタル・ABC評価をトリアージでも使いこなす！

日常診療から災害まで
どんな場面でも役立つ、
効果的な選別に欠かせない
評価のしかたを身につけよう！

編集／古川力丸

**2019年4月号**（Vol.21 No.1）

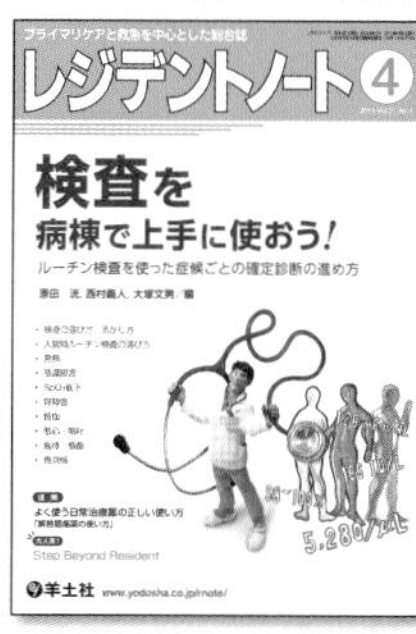


## 検査を病棟で上手に使おう！

ルーチン検査を使った症候ごとの
確定診断の進め方

編集／原田　洸，西村義人，
大塚文男

以前の号はレジデントノートHPにてご覧ください ▶ www.yodosha.co.jp/rnote/

### バックナンバーのご購入は，今すぐ！

- **お近くの書店で：レジデントノート取扱書店**
  （小社ホームページをご覧ください）
- **ホームページから**
  www.yodosha.co.jp/
- **小社へ直接お申し込み**
  TEL　03-5282-1211（営業）
  FAX　03-5282-1212

※ 年間定期購読もおすすめです！

### レジデントノート 電子版バックナンバー

現在市販されていない号を含む，
レジデントノート月刊 既刊誌の
創刊号～2015年度発行号までを，
電子版（PDF）にて取り揃えております．

・購入後すぐに閲覧可能　・Windows/Macintosh/iOS/Android対応

**詳細はレジデントノートHPにてご覧ください**

# 増刊レジデントノート

1つのテーマをより広くより深く

□ 年6冊発行　□ B5判

Vol.21 No.17　増刊（2020年2月発行）

**骨折を救急で見逃さない！**

難易度別の症例画像で上がる診断力

著／小淵岳恒

□ 定価（本体4,700円＋税）
□ ISBN978-4-7581-1639-8

詳細は11ページ

Vol.21 No.14　増刊（2019年12月発行）

**集中治療の基本、まずはここから！**

臓器別の評価のしかたと重症患者管理のポイントがわかる

編集／瀬尾龍太郎

□ 定価（本体4,700円＋税）
□ ISBN978-4-7581-1636-7

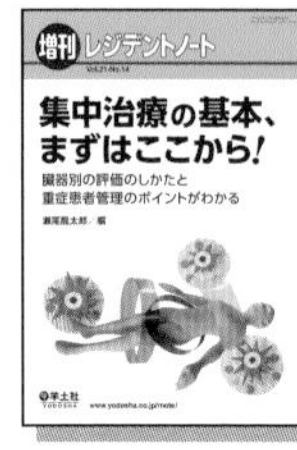


Vol.21 No.11　増刊（2019年10月発行）

**臨床写真図鑑─コモンな疾患編 集まれ！よくみる疾患の注目所見**

あらゆる科で役立つ、知識・経験・着眼点をシェアする81症例

編集／忽那賢志

□ 定価（本体4,700円＋税）
□ ISBN978-4-7581-1633-6

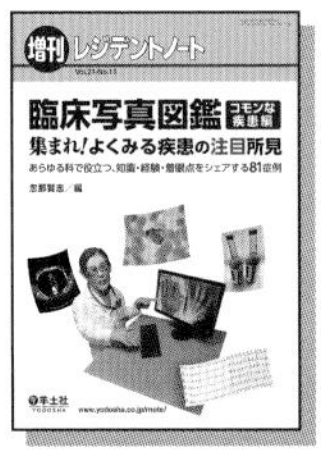


Vol.21 No.8　増刊（2019年8月発行）

**ホスピタリスト直伝！入院診療 虎の巻**

"いつ""何をすべきか"がわかり、内科急性期に強くなる！

編集／平岡栄治，江原　淳

□ 定価（本体4,700円＋税）
□ ISBN978-4-7581-1630-5

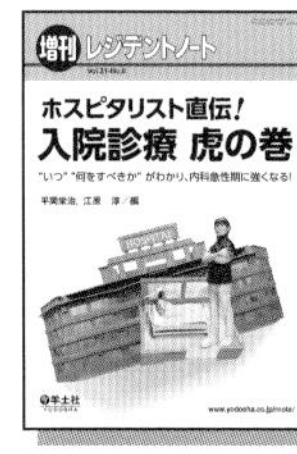


Vol.21 No.5　増刊（2019年6月発行）

**同効薬、納得の使い分け**

根拠からわかる！症例でわかる！

編集／片岡仁美

□ 定価（本体4,700円＋税）
□ ISBN978-4-7581-1627-5

Vol.21 No.2　増刊（2019年4月発行）

**心電図診断ドリル**

波形のここに注目！

編集／森田　宏

□ 定価（本体4,700円＋税）
□ ISBN978-4-7581-1624-4

詳細は173ページ

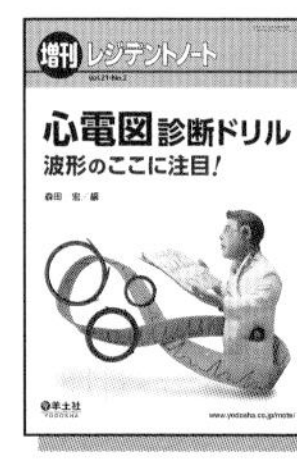


Vol.20 No.17　増刊（2019年2月発行）

**免疫不全患者の発熱と感染症をマスターせよ！**

化学療法中や糖尿病患者など、救急や病棟でよくみる免疫不全の対処法を教えます

編集／原田壮平

□ 定価（本体4,700円＋税）
□ ISBN978-4-7581-1621-3

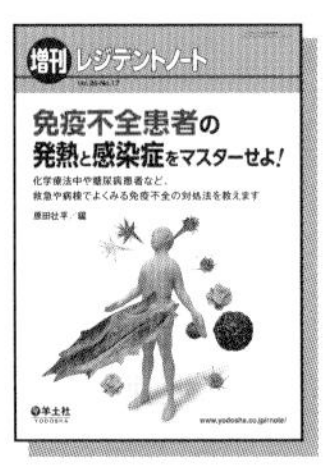


Vol.20 No.14　増刊（2018年12月発行）

**研修医に求められる消化器診療のエッセンス**

病棟、救急外来で必要な対応力と領域別知識が身につく！

編集／矢島知治

□ 定価（本体4,700円＋税）
□ ISBN978-4-7581-1618-3

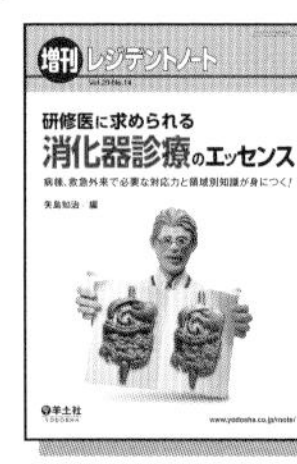


Vol.20 No.11　増刊（2018年10月発行）

**救急・ICUの頻用薬を使いこなせ！**

薬の実践的な選び方や調整・投与方法がわかり、現場で迷わず処方できる

編集／志馬伸朗

□ 定価（本体4,700円＋税）
□ ISBN978-4-7581-1615-2

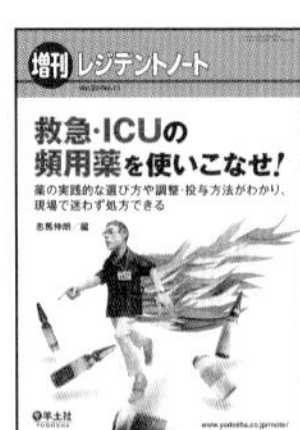


Vol.20 No.8　増刊（2018年8月発行）

**COMMON DISEASEを制する！**

「ちゃんと診る」ためのアプローチ

編集／上田剛士

□ 定価（本体4,700円＋税）
□ ISBN978-4-7581-1612-1

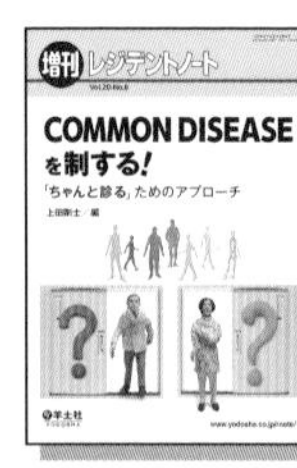


発行 羊土社 YODOSHA
〒101-0052　東京都千代田区神田小川町2-5-1　TEL 03(5282)1211　FAX 03(5282)1212
E-mail：eigyo@yodosha.co.jp
URL：www.yodosha.co.jp/

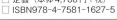

ご注文は最寄りの書店，または小社営業部まで

# レジデントノート 次号 5月号 予告

(Vol.22 No.3) 2020年5月1日発行

## 特　集

## 輸液ドリル ～基本から誰でもわかる問題集～（仮題）

編集／西﨑祐史（順天堂大学 革新的医療技術開発研究センター）

「輸液」は臨床現場に出たばかりの研修医の皆さんも日常的に扱っているかと思います．しかし輸液にはさまざまな種類があり，患者さんの状態に応じて投与量や速度を検討する必要があるため，苦手な先生も多いと伺います．
そこで5月号では，研修医の皆さんがよく遭遇する場面での輸液に関して，問題集形式で実践的な部分をわかりやすくご解説いただきます．

【総論】

1）輸液の基本 …… 松尾貴公

2）輸液の選択 …… 松尾貴公

【各論：問題集】

3）電解質異常に対する輸液 …… 大庭梨菜，長浜正彦

4）ICU領域の輸液 …… 藤野貴久，上原由紀，松尾貴公

5）体液過剰に対する輸液 …… 神崎　剛

6）腎疾患の輸液 …… 眞部　俊

7）高齢者の輸液 …… 志水太郎

8）小児の輸液 …… 西﨑直人

## 連　載

● よく使う日常治療薬の正しい使い方

「COPD治療薬の正しい使い方」 …… 金子　猛（横浜市立大学大学院医学研究科 呼吸器病学）

その他

### ◆ 編集部より ◆

1年目研修医になられる皆さま，入職おめでとうございます．2年目以上の皆さまも，今年も充実された日々を過ごされますように．

さて4月号特集は，現場の第一線でご活躍の先生による「救急ドリル」です．苦手な方の多い9の症候・状況に対応するときの大切なポイントを，ぜひ本号で確認してください．また，新連載「症例から深めるBasic Lab」も始まりました．基本的な検査所見をとりあげ，"症例に対してどう解釈するか"を解説していただきます．

レジデントノートは今年も皆さまに役立つ雑誌をめざし，まず春には「ドリル」企画を続々発行します．どうぞご期待ください．　　　　(保坂)


# レジデントノート

Vol. 22 No. 1 2020〔通巻293号〕
2020年4月1日発行 第22巻 第1号
ISBN978-4-7581-1641-1
定価 本体2,000円+税（送料実費別途）

年間購読料
　24,000円+税（通常号12冊，送料弊社負担）
　52,200円+税（通常号12冊，増刊6冊，送料弊社負担）
　　※海外からのご購読は送料実費となります
　　※価格は改定される場合があります

郵便振替 00130-3-38674

発行人　一戸裕子
編集人　久本容子
副編集人　保坂早苗
編集スタッフ　田中桃子，遠藤圭介，清水智子
　伊藤 駿，西條早絢
広告営業・販売　松本崇敬，中村恭平，加藤 愛
発行所　株式会社 羊 土 社
　〒101-0052 東京都千代田区神田小川町2-5-1
　TEL 03(5282)1211／FAX 03(5282)1212
　E-mail eigyo@yodosha.co.jp
　URL www.yodosha.co.jp/
印刷所　三報社印刷株式会社
広告申込　羊土社営業部までお問い合わせ下さい．

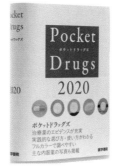

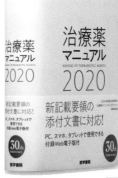

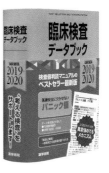

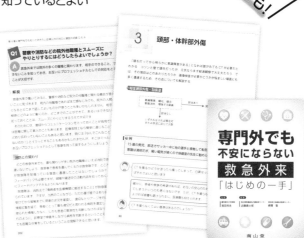

# レジデントノート　4月号
# 掲載広告　INDEX

## ■ 企業



## ■ 病院



## ■ 提供記事広告